用实
拿推
病治
问百

北京按摩医院主任医师
王友仁 ◎ 编著

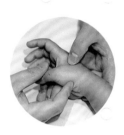
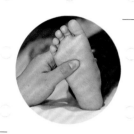
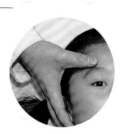

华夏出版社
HUAXIA PUBLISHING HOUSE

前　言

笔者王友仁，从医五十五载，于推拿一道，不敢自诩精勤，未曾稍有懈怠。近年研修按动疗法，明乎中医"功到自成，得之自然"之理，感悟由心，愿与同仁分享参研。

推拿者，行乎外而达于内，非明其理、辨其法、精其技不能奏功。其理皆源于阴阳五行之机变，其法不外藏象经脉之虚实，其技更须意气力相合之妙有，非经年勤思苦练，难有所成。余常笑曰：推拿者，功夫也，苦也！然疾患临床，徒手诊之、治之、愈之，其乐亦无穷也，余亦乐乎其中也！

推拿者，道为上，理为先，此禀中医之性也。道之博奥，意在其中而难言，老子所谓"道可道，非常道"者也。然理则有序有据、可名可言者也。余本愚鲁，偶意会医道之妙，妙不可言，心悦诚服而自叹弗能也。虽憾难得道先，却贵有坚持之力，五十余载，余未离临床须臾，究研推拿之理，稍有小得也。余今自著、合著医书者十二部，论文、科普文章难计其数。弟子二十余，学生逾千矣，荣誉亦颇多，虽不免一笑，却乃余半生小成，无愧矣。

推拿者，中医之古法也，甲骨文已记之，发乎民而流行上下，乃民间中医之典范。遥想初入临床，多感思浅而技穷，于是广访名医，其中多为民间高士，受益良多。今之按动疗法，源于当日之民间求学，余博采演化而成也。余以为，推拿者，亲民也，当回归民间方可再有大成，此所谓"返者，道之动也"。反思近年，多研理法而疏忽技巧，虽有《按摩全书》

《按摩治疗学》《王友仁学术经验集》问世，总是繁于学理术论而远乎简约之技，轻重有别，悖于推拿亲民精巧之性也。故余著此《实用推拿治病百问》，以症为纲，详析手法之机巧，以对症施法引医理辨证，彰推拿实用易行之本。

此书百条问答，皆余经验之积累，文辞虽简，其理不浅，推之忖之，深意蕴之。余撰此书，乐哉其中，自以为乃余返璞归原之作，亦将余之五十载积淀发乎文间。自信乃少有之实用、有用、可用之书，有助后学者，有助推拿爱好者，亦愿与同仁切磋！

编者的话

笔者王友仁，1944 年出生于辽宁省锦州市，主任医师、教授、硕士研究生导师、北京市级名老中医，第六批全国老中医药专家学术经验继承工作指导老师，北京中医药学会终身荣誉理事。曾任北京按摩医院副院长。

自 1962 年参加按摩临床工作至今已有 58 个春秋。最初工作的几年，每当遇到疑难病和急症患者时，总觉得束手无策，不知怎样治疗，方知在学校学的医学知识太少、太浅显了，不能满足临床需要。于是，我下定决心，要把按摩这门医疗技术学好。我利用业余时间攻读有关专业书籍，并向前辈及民间医生登门请教。经过不断努力、刻苦钻研，我的医学理论和临床操作都有了大幅提高，对一些疑难病和急性软组织损伤也有了一定的治疗思路和治疗方法，治疗效果有了明显提高。

功夫不负有心人，1979 年，我参加了北京市卫生系统举办的医师晋升职称考试，并以优异的成绩获得本单位第一名。职称的晋升对我是极大的鼓舞，使我更加努力钻研业务，学习按摩治病的方法，为更多的患者解除病痛。

20 世纪 80 年代初，我撰写了许多有关按摩治病的科普文章，发表在《北京科技报》《北京晚报》《中国建设》等报刊上。1980 年，我随中国代表团赴北欧五国进行学术交流，之后又出访苏联、日本、瑞士、爱尔兰等十余个国家，进行学术交流，受到当地同行的赞誉。

作为按摩医生，不仅要有好的医术，而且要有好的医德，医德高尚、医术高超是我始终追求的远大理想，在这个前提下，我萌发了写书的念头。1983 年以来，我作为主编或副主编共推出了 12 本著作，如《按摩治病与健康》《老年医疗保健按摩》《中国按摩全书》《王友仁按摩经验集》等，同时又撰写多篇学术论文刊登在专业期刊上。

多年来，除从事按摩临床工作以外，我还带培按摩专业人员和进修生数千人，有来自各省市各医院的医务人员，还有来自海外的按摩医务人员。2006 年以来，我院开展了师带徒传承工作，我先后培养了 11 批学员，其中 2 批为北京市中医管理局（简称市中医局）指派学员，共计 20 余人。学生结业后，医疗水平有了明显提高，都成为本科室、本部门的骨干力量，其中有五名学员已晋升为副主任医师。

多年以来，我在教学中重点向学生讲授临床常见病的诊疗思路及治疗方法，思路宽、方法多、对症准、疗效好，这是我一贯追求的目标。同时，我以我院推广的按动疗法为主线，结合临床常见病，给学生们讲授治疗的方法和思路。按动疗法现已成为北京按摩医院的特色疗法、被市中医局认可的科研项目，并在各种不同的学术会议上得到推广。

2011 年，我被市中医局评为第四批北京市级老中医药专家学术经验继承工作指导老师、北京中医药传承"双百工程"指导老师，主持北京中医药薪火传承"3+3"工程"王友仁基层老中医传承工作室"建设项目。2017 年，我被评为第六批全国老中医药专家学术经验继承工作指导老师。

我在多年的临床实践中刻苦学习，潜心钻研，不断总结，大胆创新，提出了独特的治疗思路和开合按动、脊柱微调、骨盆矫正、对应取穴等一系列的治疗方法。对于临床疑难病如颈椎病、腰椎间盘突出症、肋软骨炎、胸胁屏伤、骶髂关节紊乱、膝关节骨性关节炎、乳腺增生等，都有完整的诊疗方案，临床疗效显著，受到了广大患者的称赞，每天前来就诊的患者络绎不绝。许多患者经多家医院诊治病情均未能好转，后经他人推荐前来本院就诊。我通过按、动相结合的治疗方法进行治疗，收到了令患者满意的疗效。许多患者和学生都建议我把多年积累的治病小窍门、小妙招编写成册，以供同道和按摩爱好者学习参考，故此特编写了《实用推拿治病百问》一书，愿本书成为广大相关医务人员和按摩爱好者的良师益友。

本书在写作过程中得到了王海龙、邱丽漪、刘盼功、韦景斌等弟子的大力支持和帮助，在此表示衷心的感谢。由于我水平有限，在编写过程中难免有疏漏之处，望广大读者指正。

王友仁

2019 年 7 月于北京

目录

第二章　内科疾病

目录

第五章　按摩妙招

目录

第六章　其他问题

第一章

骨伤科疾病

第1节

脑的血液供应是怎样的？颈椎病为什么会引起眩晕？

脑的血液供应及其临床意义

脑的血液供应主要来自颈内动脉系统和椎－基底动脉系统两大系统。

颈内动脉系统（又称前循环）：颈内动脉系统的主血管为颈总动脉，每侧一根，右侧的颈总动脉起自头臂干动脉，左侧的颈总动脉直接起自主动脉弓，分别为一侧颅脑供血。根据走行的位置，颈总动脉也可分为颈内动脉和颈外动脉。颈外动脉分支为头皮、颅骨、硬膜及颌面部器官供血，颈内动脉则向上走行，穿颅骨进入颅内，其主要延续性分支为大脑前动脉和大脑中动脉，供应大脑半球前 3/5 部分的血液。颈总动脉的分叉部是最容易发生粥样硬化狭窄的部位，严重时就会造成脑供血不足。人的大脑分为左、右半球，两半球之间的血液供应既相对独立，又互相吻合，每一侧的半球都有三根主要的供血动脉，分别为大脑前动脉、大脑中动脉和大脑后动脉。

椎－基底动脉系统（又称"后循环"）：起自锁骨下动脉上后部，进入第六颈椎横突孔并上行，出第一颈椎横突孔后穿枕骨大孔，入颅腔，沿延髓侧面斜向内上逐渐转至前面，在脑桥下缘汇合成基底动脉。主要分支为小脑前下动脉、小脑上动脉，其末端发出双侧大脑后动脉。椎－基底动脉系统供应大脑半球后 2/5 部分、间脑后半部、脑干和小脑的血液。

两侧大脑前动脉由前交通动脉互相沟通，大脑中动脉和大脑后动脉由后交通动脉互相沟通，在脑底形成脑底动脉环。脑部这一环状的动脉吻合

对颈动脉与椎 – 基底动脉两大供血系统之间，特别是两侧大脑半球血流供应的调节和平衡及病态时对侧支循环的形成极为重要。

颈椎病引起眩晕的原因

颈椎病变引起的眩晕是产生颈性眩晕症的主要因素，通常与椎动脉有关。从解剖角度看，椎动脉的供血只占大脑血流量的 10% ~ 20%。所以，一侧或双侧椎动脉短时间完全闭塞对脑血流影响较小。但椎 – 基底动脉系统供血区域包含小脑及前庭蜗器等部分，对缺血极为敏感，易因供血不足产生眩晕等症状。

椎动脉为锁骨下动脉最大的分支。在解剖上其走行分四段：第一段从起始部上行于前斜角肌和颈长肌之间，至第 6 颈椎横突孔。该段椎动脉前邻颈总动脉、颈静脉，后近第 7 颈椎横突、颈下交感神经节与第 7、8 对颈神经前支。在此段，前斜角肌病变常可影响椎动脉而产生眩晕症状。第二段行走在第 2~6 颈椎横突孔之中，动脉内侧与椎体相邻。老年人此段椎动脉迂曲，若因颈椎椎体骨质增生压迫椎动脉使管腔变窄，影响脑供血就会产生头晕、黑矇等症状，尤其当头转至某方位时，症状加重。第三段为第 2 颈椎横突孔穿出后至进入椎管前。此段椎动脉先向外，向后穿第 1 颈椎（寰椎）横突孔至寰椎侧块上关节面后方，经寰椎后弓上方呈水平方向转向后内，通过椎动脉沟，当接近正中线时，穿寰枕后膜入椎管。此段因椎动脉走行屈曲，在走行于侧块后方时，不仅侧块增生可直接压迫、刺激椎动脉，并且在头偏斜和旋向对侧时，侧块对椎动脉似一支点，加重了对它的刺激和压迫，引起椎动脉痉挛或管腔变窄，从而产生眩晕症状。第四段为椎动脉穿寰枕后膜和硬脊膜后进入椎管内的一段。此段经枕骨大孔后外侧入颅腔，向前达斜坡，于脑桥下端左右汇合成一条基底动脉，主要为脑干、小脑、枕叶内侧面及间脑后半部供血。综上所述，锁骨上窝软组织病变和颈椎骨关节病变引起的眩晕，主要是椎动脉因素所致。

椎动脉型颈椎病的主要症状之一就是头晕，其特点是头晕呈一过性、姿势性，常因转头、低头、翻身等姿势诱发。如能早期发现、治疗得法，可取得满意的疗效。

第2节

颈椎功能受限如何治疗？

在推拿治疗中，有多种疾病可导致患者颈椎功能受限，临症时不能一概而论，必须仔细分析病因，采取合理的治疗措施，方可达到手到病除的效果。如果是软组织损伤，应使用按动手法解决问题；如果是颈椎位置不正，则选用颈椎整复法，以求"骨正筋柔"。以上二者在临床中十分常见，通过适宜手法治疗往往能取得良好的疗效。但有时在手法施术完毕后，患者颈椎活动度改善，但功能尚未恢复正常，此种残留症状临床上往往被医者忽视，忽视的原因不外有二：其一，医患双方缺乏沟通；其二，医者经验不足，缺少对症治疗手法。

我对颈椎治疗结束后残留的功能受限有一些特色手法，现介绍如下。

1. 前屈受限

患者坐位或站位，双上肢外展并充分暴露腋前筋，医者站其前，用双手捏拿患者双侧腋前筋，同时嘱患者做颈椎前屈后伸运动，持续1分钟（图1.2.1）。然后令患者仰卧位，医者坐其头位，双拇指按压双侧中府穴1~2分钟（图1.2.2）。颈椎前屈受限多因颈后侧肌肉、筋膜紧张所致，由于后方软组织张力高于前方，此时捏拿腋前筋可增加前方肌肉、筋膜张力，配合颈椎运动，促使前后软组织张力再平衡，为此手法的原理所在。

2. 后伸受限

患者坐位或站位，双上肢外展并充分暴露腋后筋，医者站其后，双

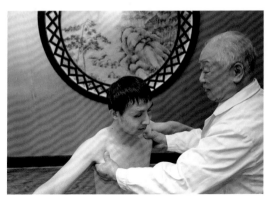

图 1.2.1

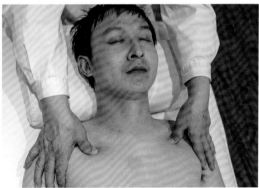

图 1.2.2

手捏拿患者双侧腋后筋，同时嘱患者做颈椎屈伸运动，持续 1 分钟（图 1.2.3）。然后患者坐位，医者站其旁，以拇指按压天鼎穴 1~2 分钟。手法原理与前者相反。

3. 侧屈受限

方法一：患者坐位，医者站其旁，一手拇指点按受限侧阳溪穴，左右拨动，同时另一手拇指点按受限侧曲池穴，上下拨动，持续操作 1 分钟（图 1.2.4）。

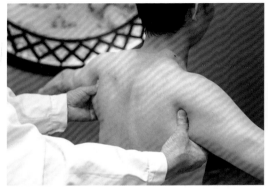

图 1.2.3

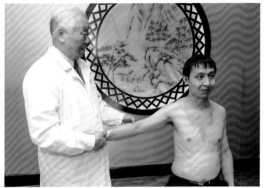

图 1.2.4

方法二：患者坐位，令患者受限侧手搭于对侧肩部，医者站其受限侧，拇指点按同侧肩贞穴，以酸胀为度，并嘱患者颈椎左右缓慢侧屈，持续 1~2 分钟（图 1.2.5）。因阳溪穴、曲池穴属大肠经，"从缺盆上颈，贯颊"，肩贞穴属小肠经，"从缺盆，寻颈，上颊"，点按以上三穴可收"经脉所过，主治所及"之效。

4. 旋转受限

患者仰卧位，医者站其旁，用拇指点按其受限侧颈灵穴（髋骨上缘正中上 8 寸，经验穴），以酸胀为度，持续 1~2 分钟（图 1.2.6）。此穴位于足阳明胃经经脉，因阳明经"多气多血"，滋润宗筋，点按此穴可调理气血，壮骨柔筋。

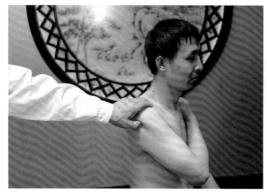

图 1.2.5

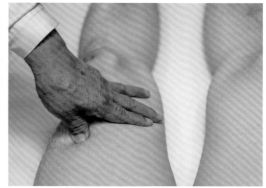

图 1.2.6

要特别注意的是，若患者在活动时会伴随颈部明显弹响，医者可用拇指轮流按压其双侧天鼎穴 1 分钟（图 1.2.7），响声即可减轻或消失，因为天鼎穴属手阳明大肠经，可调气养血，滑利关节。

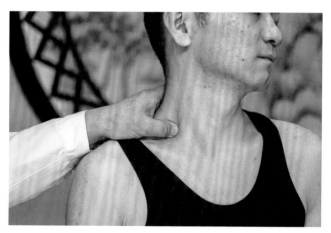

图 1.2.7

为方便大家记忆，现整理成口诀如下：

> 颈椎受限玄机藏，推拿手法来帮忙。
>
> 前屈中府腋筋方，后伸天鼎腋筋长。
>
> 侧屈困难用肩贞，曲池阳溪疗效强。
>
> 旋转不利髋骨上，八寸颈灵保健康。
>
> 按压天鼎去弹响，滑利关节疗创伤。
>
> 功力深透效优良，手到病除美名扬。

第3节

颈部弹响是什么原因引起的？如何治疗？

颈部活动时的弹响声分为两种：一种是正常的生理性弹响声，不必处理；另一种是病理性弹响声，需要找出病因，进行针对性的治疗。生理性颈部弹响是指，当颈椎关节间的软骨组织所形成的关节接触面不再滑润时，由于接触面相互摩擦而发出响声。一般来说，仅有弹响，而局部无红肿、疼痛，同时不伴有活动障碍，属于生理性弹响。

病理性弹响是由颈部软组织或韧带相互摩擦产生。颈部肌肉分为四层，颈部活动时，各层之间存在相互滑动。若颈部肌肉劳损，局部就会出现炎症反应，使肌肉间的滑动不顺畅而发出响声。响声发出后，劳损局部得到放松，使我们暂时感到舒适。但是这样的"舒适"解决不了根本问题，软组织劳损依然存在。

颈椎关节间碰撞发出响声还可能是因为颈椎深层稳定肌肌力不足，或者未被激活。这里我们需要引入一个脊柱稳定性的概念。脊柱稳定性概念认为，在生理条件下，脊柱各结构能够维持其与椎体之间的正常位置关系，不会引起脊髓或者脊神经根的压迫和损害，称为"临床稳定"，而当脊柱丧失这一功能时，叫作"临床不稳定"。

引起明显的颈部弹响的原因主要有二。一是职业因素。颈部弹响常见于特定职业人群，其共同点是久坐或长时间保持一种错误姿势，缺乏必要的运动，日久导致颈部肌肉劳损、关节活动性减弱或炎症产生，这些都是颈椎病的症状。二是脊柱稳定性不够。目前对于脊柱稳定性的理解，分为以下两个部分：一是从力学角度来讲，特指运动节段的刚度下降，活动度增加，与稳定的脊柱相比，在同样负荷作用下容易发生更大的位移。二是从医学角度来讲，特指脊柱过度活动导致疼痛、潜在的脊柱变形和神经组织受压损伤。前者是后者的基础，后者是前者的反映。脊柱稳定性是脊柱完成很多动作的基础，对我们而言至关重要。

脊柱的肌肉分为浅层肌肉和深层肌肉。浅层肌肉为运动肌，以快肌、主动肌为主，爆发性活动时激活，优先募集，紧张时产生大的运动。深层肌肉多为稳定肌，位于脊柱深层，以慢肌、稳定肌为主，耐力活动时激活，选择性弱化，由于募集较差，可以被抑制。因此，当脊柱深层肌肉力弱或无力时，脊柱稳定性就会变差，脊柱之间的椎体更易发生碰撞而产生弹响。脊柱稳定性的丧失是一个渐变的过程，应提前干预，以免其发展至椎管狭窄、椎体滑脱。

我在长期的临床工作中总结出一套方法。

（1）患者取坐位，医者站其后，一手扶住患者头部，另一手拇指从上到下逐一按压颈椎棘突，同时令患者做颈部前屈后伸动作。在患者做前屈后伸时，医者扶住头部的手用来稳定和引导头部动作。反复操作3~5遍。

（2）患者取坐位，医者站其后，一手扶住患者头部，另一手拇指从上至下逐一按压颈椎后关节，同时令患者做颈部前屈后伸动作。在患者做前屈后伸时，医者扶住头部的手用来稳定和引导头部动作。反复操作3~5遍。

（3）患者取坐位，医者站其侧后，一手扶住患者头部，另一手拇指从上至下逐一按压颈椎横突，同时令患者做颈部左右侧屈动作，在患者做侧屈动作时，医者扶住头部的手用来稳定和引导头部动作。反复操作

3~5 遍。

（4）患者取坐位，医者站其侧方，医者用拇指点按同侧天鼎穴，同时令患者做颈椎各个方向的活动。按完一侧再按另一侧，每侧操作30~60秒，即可解除弹响声（见图 1.2.7）。

第**4**节

呼吸弹拨法治疗背痛的要领在哪里？

在推拿临床工作中，背部疼痛十分常见，背部肌筋膜的劳损和慢性炎症是主要的原因。在排除诸如心脏疾患、胸椎结核和肿瘤等禁忌证和危险因素后，运用手法治疗是有效的。呼吸弹拨法是治疗背痛的一种特色手法。

呼吸弹拨法主要有两种操作方式。

方法一：确定背部痛点或敏感的结节条索，用掌根、拇指或肘尖按压至有明显酸痛感，保持用力稳定。然后嘱患者深吸气，随患者胸廓扩大调整按压力度，动作保持均匀平稳。至吸气末嘱患者呼气，并随胸廓下降而调整按压力度，保持动作平稳、按压力度均匀。至呼气末，迅速沿肌纤维垂直方向弹拨所按压的肌筋或结节条索。

方法二：基本操作同方法一，只是深吸气后，将嘱患者呼气改为嘱患者咳嗽出声，于咳出的同时垂直方向弹拨肌筋和结节条索。这两种方法均可反复操作 2~3 次，不可过多。

呼吸弹拨法是利用患者深呼吸或顿咳时引发的胸廓形态变化和肌筋膜张力重新分配，运用手法中刺激较强的弹拨法，起到解痉止痛、松解粘连的作用，患者一般采取俯卧位，也可取坐位。手法重点在于呼吸过程中由于胸廓变形和肌筋膜的张力变化，难以保持按压力度的均匀稳定，这需要医者精神集中、动作协调。方法二中更是要求顿咳的一瞬间进行弹拨，对医者手法的功力有较高的要求。

本法在背部、肩部和肩胛区均可操作，根据部位的敏感性、肌筋膜张力状况，灵活掌握力度、方向与手形。对年老瘦弱、骨质疏松的患者慎用，避开浮肋及肩胛冈、肩胛下角等骨突部位。

第5节

胸胁屏伤用什么手法治疗？

胸胁屏伤是指胸部屏岔气伤，多因举重抬扛，用力不当或动作不协调损伤胸廓关节或软组织而引起，表现为一侧或双侧胸肋部疼痛，咳嗽或深呼吸时疼痛加重，并牵扯背部，疼痛范围较广而无定处，可伴有胸闷不适。患者常保护性地减少呼吸幅度，形成浅促呼吸。

若胸胁屏伤致肋椎关节半脱位，其受累关节处可有小范围的压痛。若致胸壁固有肌撕裂或痉挛，其相应的肋间隙可见肿胀、压痛或出现肋间隙变窄。

胸胁屏伤可用牵臂顿咳法来进行治疗，手法操作如下：

以患者左侧受累为例，患者取坐位，医者站其患侧外侧用左手五指握住患者手背并插紧五指，右手托住患者左侧肘部，使臂部与患者身体在一条直线，肩关节外展和肘关节呈90°（图1.5.1），此时左手向上提拉患肢，另一手托举肘关节，使肩关节外展至180°，嘱患者同时快速短暂地咳嗽，反复3~5次（图1.5.2）。此病虽不严重，但

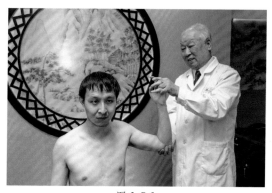

图1.5.1

也影响患者的正常生活，按照以上方法，通常治疗一次即可收到满意的疗效。治疗后要嘱患者三天内尽量少做患侧肩关节大幅度运动，以免再次损伤局部，影响疗效。

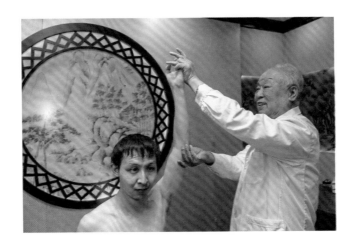

图 1.5.2

第6节

锁骨如何微调？其注意事项是什么？

锁骨是人体重要的上肢带骨，其一端连接肩胛骨形成肩锁关节，另一端连接胸骨形成胸锁关节。临床上锁骨常见的移位方式主要以上翻（上旋）、下翻（下旋）为主。

在调整锁骨方面，我们以微调为主，主要使用按动微调的方法，具体操作如下。

1. 上翻（上旋）

患者坐位或仰卧位，医者以食、中、无名三指按压患侧锁骨上方，向其足侧按压，同时患者主动做肩关节前屈动作，医者按压固定锁骨的同时用力与其肩关节前屈力形成对抗阻力，反复操作 5~8 遍（图 1.6.1）。

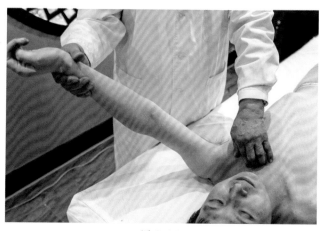

图 1.6.1

2. 下翻（下旋）

患者坐位或仰卧位，医者以食、中、无名三指按压于患侧锁骨下方，向其头侧按压，同时患者先前屈肩关节，随后做肩关节后伸动作，医者按压固定锁骨的同时用力与其肩关节后伸力形成对抗阻力，反复操作 5~8 遍（图 1.6.2）。

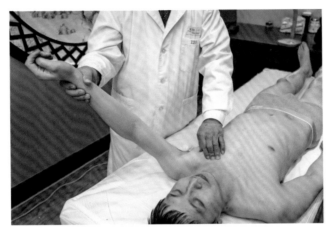

图 1.6.2

应注意的是，锁骨按动微调时，医者需逐步加力，力量要沉稳，不可使用暴力，操作过程中力量要持续、恒定，不可忽大忽小，亦不可中断。

那么，什么情况下需要使用按动微调锁骨的方法呢？首先，诊断应明确，医者经查体，确定患者肩背部、胸部症状由锁骨上翻或下翻引发；其次，患者肩锁关节、胸锁关节无陈旧性损伤，肩关节未出现过脱位或半脱位；再次，患者肩胛下肌、胸锁乳突肌、肱二头肌长头肌腱、肩关节囊未出现过撕裂或损伤；最后，要确定患者是否因胸椎侧弯而导致双侧肋间隙不等宽。

第 **7** 节

肋软骨炎如何治疗？

肋软骨炎是肋软骨部位的慢性非特异性炎症，以第 2 至第 5 肋骨多见，多见胸部一侧的肋软骨隆起，局部疼痛，压痛明显，常伴有胸闷、气短。多见于女性，有资料显示，本病男女发病比例为 1 ：9。

病因

1. 非特异性肋软骨炎

该病病因尚不明确，可能原因如下：

（1）病毒感染。临床资料报道，大量患者患病前有病毒性上呼吸道感染病史。

（2）慢性劳损。可能与上肢用力端物、长期负重有关。

（3）营养障碍。解剖学认为，肋骨的血管丰富，养分供给相对充足，但肋软骨几乎没有血管，养分主要靠肋软骨骨膜上的营养物质供给。免疫因素或内分泌异常均可导致肋软骨营养障碍。

（4）其他原因。可能与胸部损伤有关，其病因可能为结核病、全身营养不良、类风湿关节炎、胸肋关节半脱位等。

2. 感染性肋软骨炎

该病致病菌多为化脓菌和真菌，原发性感染很少见，一般为继发性感染，多见于结核杆菌、伤寒杆菌及术后感染等。

为何本病多见于女性？原因首先可能为女性多从事家务劳动，上肢用力端物、长期负重活动较多；其次，女性容易情绪波动，受负面情绪影响较大，情志不舒，肝气郁滞，经络不通。

我在临床中运用推拿治疗本病，方法简便，疗效显著，现介绍如下。

患者仰卧，医者站其旁。

（1）用手揉摩患处3~5次。

（2）点按臂中穴（前臂内侧面正中掌横纹与肘横纹连线中点，图1.7.1）、胸痛穴（阴陵泉下1寸，图1.7.2）各1分钟，使之产生酸痛感为度。

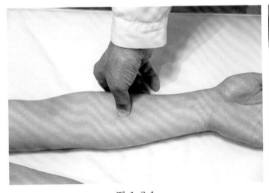

图 1.7.1　　　　　　　　　　　　　　图 1.7.2

（3）双手掌重叠按于肋软骨隆起处，令患者深吸气，待呼气时，随呼气过程手掌有节律地向下按压，可反复3~5次。

（4）摇臂按胸法：一手食指、中指按于肋软骨隆起处，另一手握住同侧上肢腕部，将上肢做上举、前屈的画圈动作，同时按胸之手用力向下按压，可反复3~5次。

注意事项

治疗期间减少负重活动，避寒保暖，保持心情舒畅，适当休息。

第8节

推拿治疗腰痛有什么妙招？

俗话说："病人腰痛，医生头痛。"由此可见腰痛在诊疗中极为棘手。腰痛既是许多疾病的临床表现，如腰椎间盘突出症、腰肌劳损、风湿性腰痛、脊柱病变、肾脏疾病及妇科疾病等，也是以腰部一侧或两侧疼痛为主的一类疾病。中医认为，感受风寒暑湿，侵袭腰府，筋脉受阻；劳作太过、跌仆闪挫，气血运行不畅；先天体弱或年老体衰，肾精亏损，腰部失养等，均会导致腰痛发生。

腰痛多表现为腰部一侧、两侧或腰部正中疼痛，也可出现在腰部前俯、后仰或侧屈时，疼痛多呈剧痛、刺痛、酸痛或隐痛。

我在多年临床中应用推拿治疗腰痛，取得了满意的疗效，现归纳如下。

治疗前应辨明脊柱有无偏歪、畸形，在纠正脊柱偏歪之后，再采取理筋顺筋的手法治疗。

1. 前屈受限

方法一：患者坐位，医者站于其旁，一手拇指、中指置于患者第6颈椎横突旁点按1~2分钟，使局部产生酸胀感（图1.8.1）。可嘱患者稍稍左右转头加强刺激，嘱患者弯腰，观察其疼痛程度及活动范围。

方法二：患者坐位或立位，医者站于其旁，一手拇指及其余四指置于患者腹肌两侧（相当于中脘穴水平）捏拿1~2分钟（图1.8.2），嘱患者弯腰，观察其疼痛程度及活动范围。

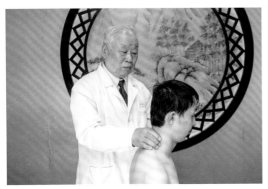
图 1.8.1

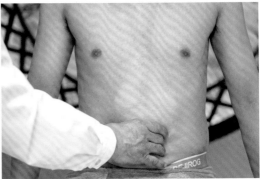
图 1.8.2

2. 后伸受限

方法一：患者俯卧位，医者站于其旁，用拇指或按摩工具按压脊椎旁痛点，嘱患者腰部后伸 3~5 次（图 1.8.3）。

方法二：患者俯卧位，医者用拇指与其余四指相对捏拿患侧腓肠肌下段肌腱处，持续 2~3 分钟，若两侧均痛，同时捏拿两侧，使局部有酸痛感（图 1.8.4）。

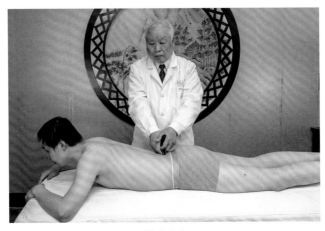
图 1.8.3

3. 侧屈受限

方法一：患者坐位，医者用拇指点按同侧扭伤穴（曲池穴直下 3 寸）1~2 分钟（图 1.8.5）。

方法二：患者坐位，医者用双手拇指置于患侧髂骨最高点痛点处，同时嘱患者侧屈腰部 3~5 次（图 1.8.6）。

4. 挺腹试验阳性

挺腹试验阳性者，患者仰卧位，医者双手点按双侧中府穴 1~2 分钟，可使挺腹试验明显改善（图 1.2.2）。

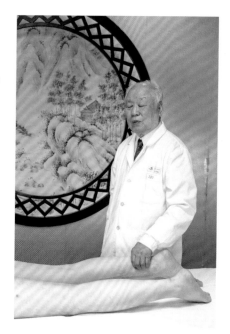

图 1.8.4

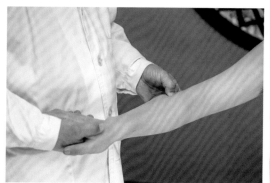

图 1.8.5

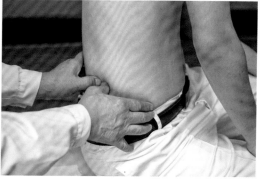

图 1.8.6

为了便于大家学习及掌握，特编写以下口诀，如下：

腰部疼痛颇常见，手法治疗并不难。

临症首当细诊断，辨证论治是关键。

扭伤劳损椎间盘，主症疼痛动受限。

纠正偏歪第一步，对症妙招百病安。

前屈受限颈六旁，提拿腹肌疗效显。

挺腹阳性取中府，后伸捏拿腓肠端。

侧屈前臂扭伤点，髂上按动锦花添。

推拿操作简便验，解除病痛弹指间。

治病救人不辞苦，助人康健乐陶然。

第9节

腰椎间盘突出症的手术指征是什么？

腰椎间盘突出症是临床常见病之一，常导致腰腿疼痛、运动功能受限、大小便功能障碍等，严重影响日常生活，并且呈年轻化趋势，日益为人们所重视。绝大多数腰椎间盘突出症患者可通过针灸、按摩及牵引等非手术治疗取得满意的疗效，但约 8%~10% 的患者保守治疗效果不佳，需手术治疗。那么哪些情况下需要手术治疗呢？

（1）腰部或下肢疼痛等症状较重，严重影响工作和生活。

（2）有广泛的肌肉萎缩、感觉减退及马尾神经损伤表现（如鞍区感觉减退及大小便失禁），有完全或部分瘫痪。

（3）严重间歇性跛行。大多伴有椎管狭窄的症状，或影像学显示椎管狭窄，保守治疗 3 个月，效果不佳。

（4）合并腰椎峡部不连及腰椎滑脱Ⅱ度以上，宜尽早手术治疗。

第 10 节

腰椎滑脱在触诊上有何特点？如何鉴别真假性滑脱？

腰椎滑脱是一种临床疾病，也是引起腰痛的重要原因。腰椎滑脱根据椎弓与椎体是否连接分为真性滑脱与假性滑脱两种。在 X 线斜位片上可见前者的峡部有一裂隙，而后者的峡部没有裂隙。X 线侧位片可以清楚地显示腰椎滑脱的征象，并能测量滑脱的具体分度，即将下位椎体上缘 4 等分，根据椎体相对下位椎体向前滑移的程度分为 Ⅰ～Ⅳ度（图 1.10.1）：

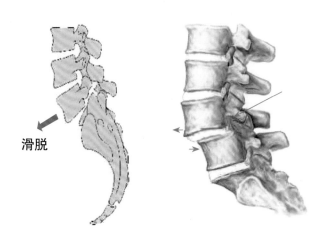

滑脱

图 1.10.1

Ⅰ度：椎体向前滑动不超过椎体中部矢状径的四分之一；

Ⅱ度：超过四分之一，但不超过四分之二；

Ⅲ度：超过四分之二，但不超过四分之三；

Ⅳ度：超过椎体矢状径的四分之三。

腰椎滑脱多发于中老年人，女性患者是男性患者的4~6倍。随着社会老龄化的到来，本病的发生率会增加。滑脱的椎体以第4腰椎最为常见，其次为第3和第5腰椎。

本病的病机为椎体滑脱后导致相应水平面的椎管变窄，继而出现一系列椎管狭窄的病理改变。患者多有慢性腰腿疼痛病史，初期无症状，后期出现腰、臀部、大腿后侧疼痛，但痛不过膝，严重者伴有间歇性跛行、下肢放射痛，常伴有腰椎活动受限，腰部屈伸活动时症状加重，改变体位、翻身时疼痛尤为明显。

腰椎前滑脱时触诊可发现该节段棘突前移，可触及小凹陷或有台阶样感觉，棘突压痛明显，两侧腰肌紧张僵硬，腰部前突增大，臀部后突，重者腰骶部出现皱褶。

对于不超过Ⅱ度腰椎滑脱的患者，若症状较轻，不严重影响生活和工作，可采取推拿手法进行治疗。对于滑脱在Ⅱ度以上且年龄较大的患者，保守治疗后多数效果欠佳，可让其考虑接受手术治疗。

第 11 节

腰椎滑脱治疗的核心手法是什么？

腰椎滑脱是临床常见疾病，一般而言，1 度以内滑脱可以采用按摩、针灸、理疗等保守方法治疗。如果滑脱 2 度以上，并出现明显的间歇性跛行、鞍区麻木、大小便失禁等严重的椎管狭窄症状，就须手术治疗了。

本病由于有椎体的前移滑动，故在手法操作上有其特异性。除腰、臀、下肢的一般性肌筋膜松解手法外，主要有以下核心手法。

1. 仰卧扳肩压腹法

患者仰卧位，医者站其旁，一手按压于患者椎腹侧区，大多位于脐下，偏瘦的患者此处可触及椎体前突；另一手扳住对侧肩后，使患者腰部屈曲旋转，两手相对用力，按压前突的滑脱椎体，使之复位，有时可闻及弹响（图 1.11.1）。

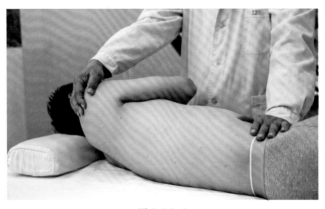

图 1.11.1

2. 屈膝屈髋压腹法

令患者双手置于腹侧前突椎体处，一手握拳，另一手掌心覆于拳背上，同时屈膝屈髋。医者双手按压于患者膝部，以患者大腿前面挤压患者双手，用力冲击 2~3 次（图1.11.2）。

此二法对于椎体关节复位，增强腹壁肌力量，限制椎体前移有良好的治疗作用。操作中须注意发力轻巧，量力而行，不强求弹响。

由于本病的特殊性，应嘱患者减少后伸运动，包括燕飞练习、倒走、背弓练习等，而应以仰卧位屈膝屈髋运动为主。

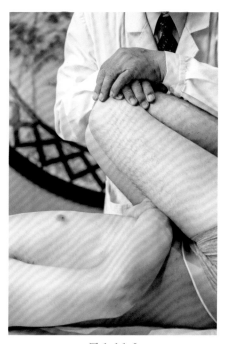

图 1.11.2

第12节

腰扭伤如何分型？有何症状及治疗手法？

从解剖学上讲，在直立位时，腰部支撑人体 60% 的体重，起着承上启下、维持身体姿势和传导重力的桥梁作用，把躯干和下肢两部分紧密地结合为一个整体。人们在劳动和进行各项体育运动时都依赖于腰部的屈伸、旋转等运动才能完成，一旦在运动中出现跌仆扭闪，必然就会伤及腰部的某些软组织，从而出现疼痛以及功能受限等。祖国医学认为，腰为肾之府，肾与膀胱相表里，足太阳之脉循行经过腰背部，若肾气虚衰，足太阳经气失调或经络闭塞不通时，加之风、寒、湿邪的侵袭，亦可造成腰扭伤。

从损伤的性质来说，腰扭伤可以分为闪腰、扭腰和挫腰。闪腰是指在活动中突然改变体位和因咳嗽、打喷嚏时发生的腰扭伤，扭腰是指在搬抬重物和提拉、扭转时而造成的腰部损伤，挫腰是指因外力打击或跌仆而发生的腰扭伤。

从受伤的姿势来说，如弯腰搬抬重物用力不当使棘上韧带和棘间韧带损伤，痛点常在受伤棘突间和棘突上；如扛抬物品用力不当而造成腰肌的损伤，痛点常在单侧或双侧的腰肌处（相当于肾俞、三焦俞、志室穴一带）；如弯腰时扭转不慎，造成髂后上缘部位的软组织损伤，痛点常在大肠俞、腰眼穴一带；如走路不慎滑倒，单侧或双侧坐骨着地造成的骶髂关节错位和韧带损伤，痛点常在骶髂关节一带。

从损伤后活动受限的姿势来说，腰肌损伤会出现侧屈和后伸受限，以后伸受限为重，常可见到患者身体向一侧倾斜。腰椎韧带损伤会出现前屈、后伸受限，以后伸受限为重，常伴有腰部僵直。无论哪种损伤，都是外力造成腰部脊柱的内外平衡失调，致使小关节位置改变，出现小关节错位，就是我们通常所说的脊柱偏歪。值得指出的是，韧带损伤又可分为棘上韧带损伤和棘间韧带损伤，虽然两种损伤都可以引起腰疼，但在触诊检查、治疗方法上是有差异的。

棘上韧带损伤是指连接棘突顶端的韧带偏离了原来的位置，触诊时手下会出现明显的条索状反应物并有压痛，而棘间韧带是指连接棘突间深层的韧带，如出现损伤后即可在棘突间触到横向的条索反应物，或在棘突根部也可触到条索反应物并有压痛。

治疗腰肌损伤，除在局部应用拨筋法和理筋法外，还要根据疼痛的部位和受限的姿势来对症治疗。

1. 腰部酸痛、僵硬，前屈受限

方法一：医者用手捏拿上腹部（相当于中脘水平的腹肌）1~2 分钟，患者即感腰部轻松，前屈角度明显增大，此方法体现了中医"后病前治"的原理。

方法二：医者用一手中指和拇指相对捏拿第 6 颈椎横突 1~2 分钟，片刻后腰痛顿时减轻，活动大为改善，此方法体现了中医"下病上取"的原理。

方法三：若伴有腰椎韧带损伤，前屈功能受限，可用拇指按压第 6、第 7 颈椎棘突间痛点 1~2 分钟，疼痛可明显减轻。医者还可用拇指按压天突穴。这是利用中医"下病上取"的治疗原则，体现中间对中间的"对应取穴"的治疗原理。

2. 腰痛伴有后伸受限

方法一：腰中间痛者，医者用拇指或按摩工具按压椎旁痛点，嘱患者腰部后伸 3~5 次，可使局部疼痛明显缓解，这体现了"按动疗法"的治疗特点。

方法二：腰两侧痛者，医者用拇指与其余四指相对捏拿患侧腓肠肌下段肌腱处，若两侧均痛，同时捏拿两侧，使局部有酸痛感，持续 2~3 分钟，与此同时嘱患者腰部后伸 3~5 次，可使疼痛明显减轻，这是根据"经络所过，主治所及"的治疗原则所确定的，亦是经筋治病在临床中的应用。

3. 腰部扭伤伴有小关节紊乱、棘突偏歪

若腰部扭伤伴有小关节紊乱、棘突偏歪，医者可采取侧卧或坐式的定位扳动法治疗。

值得注意的是，治疗腰扭伤应当按照以下顺序进行：局部放松，三五分钟，首当复位，再行按动，对应取穴，精准施用，缓解症状，疼痛减轻，骨正筋柔，筋骨并重。

以上是我多年临床治疗经验的总结。推拿手法治疗后嘱患者卧床休息，勿负重、劳累，避免剧烈弯腰、转身及搬抬重物，可适当加强腰背肌肉锻炼。

"4"字试验阳性有什么临床意义？临床如何改善？

"4"字试验是骨伤科常用检查方法，临床运用广泛，在按摩诊疗过程中既是诊断的重要依据，又是评估疗效的重要标志。其操作如下：患者仰卧，一侧下肢屈曲外展，将外踝置于对侧膝关节的上方。正常情况下一侧膝关节和对侧髂前上棘应该处于同一水平面上，患者无任何疼痛和其他不适感觉。若角度明显受限，且有疼痛和牵拉感，则为"4"字试验阳性，提示骶髂关节损伤或错位。

经长期临床观察，我们发现"4"字试验阳性还可提示髋关节病变（髋关节退行性病变、髋关节先天性发育不良、股骨头坏死等）、内收肌病变、耻骨联合分离症、膝关节病变（膝关节骨性关节炎、半月板损伤、侧副韧带损伤），这些疾病我们应当如何加以鉴别呢？

当髋关节病变时，患者"4"字试验角度受限最为明显，疼痛部位多集中在冲门穴处且伴有髋关节局部的疼痛；当内收肌损伤时，患者"4"字试验角度受限其次明显，且痛点多位于内收肌起点处；当膝关节病变时，患者"4"字试验角度受限较前次之，且痛点多位于膝关节附近；当骶髂关节损伤时，"4"字试验有不同程度受限，且痛点多位于髂前上棘附近并伴有骶髂关节附近疼痛。以上是根据"4"字试验受限的角度和疼痛部位对疾病作出初步诊断，如需明确诊断，还需借助影像学检查。

在临床中，对某一种病的治疗不仅要针对病因和影像学检查，更要根据疾病所表现出来的主症和阳性体征。因为某一种疾病由许多症状和阳性体征所构成，我们用按摩手法解决了症状和阳性体征，也就解除了患者的痛苦，提高了患者的生活质量。下面仅对"4"字试验阳性介绍几种行之有效的治疗方法，以增强其疗效。

骶髂关节前错位伴"4"字试验受限者，可采用仰卧扳肩推卡法。以右侧为例，患者仰卧，医者站于患者左侧，用左手掌按于髂骨之前缘并向下用力，右手扳住右肩后侧向左侧旋转。当旋转至最大角度时，两手向相反方向用力（图 1.13.1），此时可闻及骶髂关节复位的响声，患者立感疼痛减轻，"4"字试验明显改善。

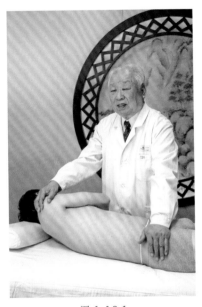

图 1.13.1

骶髂关节后错位者，可用坐位推肩牵腕复位法。以右侧为例，患者正坐，助手位于其后，右手根至于骶髂关节后错位之高处，左手置于髂骨前缘以固定骨盆，医者站于患者右侧，左手置于患者右肩前部，右手握住患者左腕部，使患者处于旋转体位。嘱患者全身放松，此时医者两手同时用力，使腰部快速产生旋转（图 1.13.2），即可闻及骶髂关节复位声，患者力感疼痛减轻，"4"字试验阳性得到改善。

无论骶髂关节是如何错位，都应在腹股沟疼痛区域做髋关节展收按动法，患者仰卧，患肢屈髋屈膝，医者一手拇指置于患者腹股沟痛点处，另一手置于其膝关节上方，令其做髋关节的外展内收运动 5~10 遍，最后点按肩髎穴及对侧中府穴各 1 分钟（图 1.13.3）。

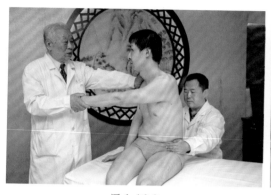

图 1.13.2

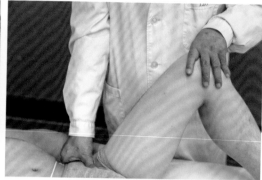

图 1.13.3

当髋关节病变引起"4"字试验阳性时，患者仰卧位，患肢屈髋屈膝外展外旋置于床面上，医者站其旁，双拇指自上而下交替按压腹股沟 3~5 遍，以患者耐受为宜，然后使患者侧卧，点按居髎穴 1 分钟，然后推揉髂胫束 3~5 遍，最后点按血海穴及对侧中府穴各 1 分钟。

当内收肌病变引起"4"字试验阳性时，患者仰卧，患肢屈髋屈膝外展外旋置于床面上，医者站其旁，握空拳，用第三、第四掌指关节缝置于内收肌起点处，自上而下做理筋按压法，待内收肌放松后即可，最后点按气冲、箕门穴各 1 分钟，患者"4"字试验角度明显增大。

当膝关节病变引起"4"字试验阳性时，患者仰卧，医者站其旁，双拇指按住痛点，令患者屈伸膝关节 3~5 遍（图 1.13.4），随后捏拿患者小腿三头肌约 1 分钟。捏住小腿三头肌下端时，嘱患

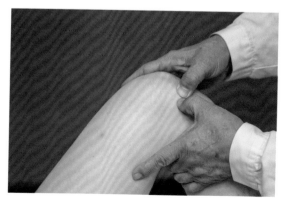

图 1.13.4

者做"4"字试验，角度即可加大，疼痛明显减轻，最后指压地机穴配合患者膝关节活动 1~2 分钟。

治疗"4"字试验受限的方法甚多，临床屡试屡效，我列其一二，供同仁参考。

第14节

如何解决直腿抬高受限？

直腿抬高受限是一种临床常见阳性体征，多见于腰椎间盘突出的患者。当下肢抬高时，坐骨神经受到牵拉，加重突出的腰椎间盘对神经根的刺激。在直腿抬高试验中，下肢抬高在0°~20°时，并不会引起神经根在椎管内的移动，在此范围内的受限多为腘绳肌痉挛所致。下肢抬高超过30°，可引起神经根的牵拉或向下移动，其中受牵拉最大的是腰5神经根，其次是腰4神经根。当抬高超过60°时，腰5神经根所受拉力达到最大程度，并足以使之在椎管内移动。绝大多数腰椎间盘突出以腰4/5、腰5/骶1多见，故直腿抬高试验多为阳性。直腿抬高加强试验用来区别神经根性和肌肉因素（如腘绳肌、髂胫束等肌肉紧张）所引起的直腿抬高受限。

我在多年临床中发现推拿治疗直腿抬高受限疗效显著，现介绍如下。

首先进行触诊，纠正偏歪的椎体，是治疗的前提。再结合临床表现对症施法，通常可收到立竿见影的治疗效果。由于腰椎间盘突出物的位置、大小不同，直腿抬高受限时伴随的症状也不尽相同，可伴随有腰痛、髋部疼痛、下肢后侧疼痛、腘窝部疼痛及小腿外侧疼痛等。

1. 直腿抬高受限伴有腰部疼痛时

方法一：可在天枢穴下1寸外陵穴附近寻找痛点，施以点、按、拨、揉手法1~2分钟，可使腰部疼痛减轻，直腿抬高受限明显缓解，是"后病前治"的治疗原则的体现。

方法二：点按患侧手三里穴 1~2 分钟，可缓解腰部疼痛，直腿抬高角度明显增大，这是治疗本病的经验用穴。

2. 直腿抬高受限伴有髋部疼痛

因坐骨神经经过髋部，坐骨神经受刺激可导致髋部疼痛，此外梨状肌损伤及骶髂关节紊乱均会导致上述症状发生。

方法一：从后病前治的治疗原则出发，可以在腹股沟冲门穴附近寻找痛点，施以按动疗法 1~2 分钟，可使直腿抬高受限明显改善，髋部疼痛减轻。

方法二：点按三池穴（曲池穴与手三里穴连线中点）1~2 分钟，可明显缓解上述症状，这是治疗本病的经验用穴。

3. 直腿抬高受限伴有大腿后侧疼痛（承扶穴至殷门穴之间）

方法一：患者仰卧，屈髋屈膝，应用穴枪点按承扶穴 1~2 分钟（图 1.14.1），使局部产生酸痛感，可缓解腘绳肌紧张，使直腿抬高角度明显增大，疼痛减轻。

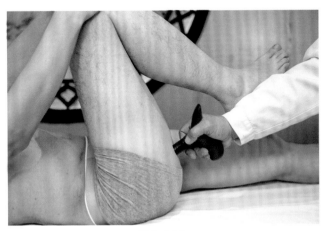

图 1.14.1

方法二：点按患侧肩贞穴 1~2 分钟，使局部产生酸痛感，亦可收到同样的治疗效果，体现了穴位的上下对应中肩髋相对的治疗原则。

4. 直腿抬高受限伴有腘窝部疼痛

患者仰卧，选取患侧曲泽穴施以按动疗法 1~2 分钟后，疼痛明显减轻，直腿抬高角度增大。

5. 直腿抬高受限伴有小腿外侧疼痛

患者坐位，捏拿患侧肩井穴 1~2 分钟，使局部产生酸痛感，可明显改善小腿外侧疼痛。

为方便大家记忆学习，我特意整理歌诀如下：

> 直腿抬高易受限，间盘突出最常见。
>
> 纠正偏歪应当先，对症施法是关键。
>
> 抬腿若见腰部痛，天枢穴下找痛点，
>
> 再点三里疗效显。抬腿若伴髋部痛，
>
> 冲门附近寻痛点，再点三池痛立减。
>
> 抬腿若是股后痛，屈髋屈膝承扶点，
>
> 配合肩贞解疑难。抬腿若有腘窝痛，
>
> 肘内曲泽是首选。小腿外侧若疼痛，
>
> 捏拿肩井有酸感，疗效可靠又安全。
>
> 无需打针与服药，治病健身纯天然。

如何判断骶髂关节错位？

骶髂关节错位属于骨盆旋移综合征的范畴，骨盆旋移综合征又可分为：骨盆侧摆式错位、旋转式错位、腰骶关节错位和耻骨联合移位等。

自 20 世纪 90 年代以来，我在临床实践中诊治了大量腰椎间盘突出症的患者，发现 30%~40% 的患者都伴随着骶髂关节的错位。患者来诊时除主诉腰痛及下肢窜痛外，常伴有髋部和骶部疼痛，因此，我们在诊疗过程中不仅要注意腰椎间盘突出的检查与诊断，还要重视骶髂关节和骨盆的问题。

多年来，我们参与了许多有关骶髂关节错位的文章和资料的编写，同时在临床上认真进行体格检查，仔细询问病史，初步确立了一整套诊断方法，具体如下。

1. 俯卧位

首先让患者俯卧，减薄衣物，松解腰带，摆正体位，医者用双手拇指自上而下触压腰椎，观察是否腰椎曲度变直，有无腰椎曲度过大或后凸畸形，有无腰椎侧弯，同时注意腰椎棘突的排列顺序有无改变，是否有左右偏歪与凹凸不平的现象，触压两侧腰肌有无紧张、痉挛，重要的是找到压痛点，它具有协助定位的作用。然后双拇指触压两侧髂后上棘，判断其是否左右对称，是否处于同一高度以及有无压痛。一般而言，骶髂关节向后错位者，患侧髂后上棘高于健侧，局部有条索状反应物并有压痛，骶髂关节髂后上棘及边缘与骶骨距离较近，同时伴有叩击痛。此外，骶髂关节向后错位者的两侧臀横纹不在一水平线上。患侧臀横纹高于健侧，而坐骨结节低于健侧。病程久者患侧臀肌有萎缩现象。骶髂关节向前错位者与之相反，患侧的髂后上棘低于健侧，局部有条索状反应物并有压痛，骶髂关节髂后上棘及边缘与骶骨距离较远，局部有压痛，同时伴有叩击痛。患侧臀横纹低于健侧，坐骨结节高于健侧。病程久者伴有患侧臀肌萎缩。

2. 仰卧位

患者仰卧位，摆正体位，检查应从以下几点入手。双手触摸患者髂前上棘，观察两侧是否在同一水平位，两侧腹股沟处有无异常改变，并观察双下肢长度及双足位置。当仰卧检查髂骨高低时，向前错位者髂前上棘高于健侧，而腹股沟短于健侧，患侧腹股沟多有结节并伴有压痛。后错位者与此相反。通过做特殊检查，如4字试验，可发现无论骶髂关节向前或向后错位，均有4字试验阳性。患侧直腿抬高试验有不同程度受限，一般可抬高60°~70°，明显低于健侧。

双下肢长度及双足位置的检查方法：摆正体位，双下肢伸直，使患者鼻尖、肚脐及两踝之间处于同一直线，暴露足跟，双足背伸，然后再观察下肢长度。骶髂关节向前错位者，患肢足跟长于健侧0.5~1厘米，患足处于内旋位（此为阴脚）；向后错位者则反之，患肢足跟短于健侧0.5~1厘米，患足处于外旋位（此为阳脚）。

腹股沟的检查方法：多年来，我发现对腹股沟处的检查对于判断骶髂关节错位有着重要的临床意义，但关于腹股沟检查方法的书籍与资料较少。经过多年临床摸索，我总结了一套行之有效的腹股沟特色检查法，具体内容包括：触摸腹股沟的长短是否一致；触摸腹股沟处有无高低不平的现象，有无结节和痛点。在腹股沟检查中我们发现腹股沟处有三个痛点：

（1）髂前上棘内侧（相当于股四头肌起点处），此处痛点提示骶髂关节错位；（2）腹股沟中点，相当于冲门穴附近，此处反映骶髂关节错位，同时提示髋关节病变，如髋关节骨质增生、髋关节发育不良及股骨头病变等；（3）腹股沟下端、耻骨结节外侧，位于气冲穴附近，此处提示骶髂关节错位，同时推断内收肌起点处有损伤与病变。

3. 影像学检查

通过上述检查，可以初步确定骶髂关节错位，但要进一步确诊骶髂关节病变及类型，需要进行影像学检查。一般拍摄骨盆正位平片，多有两侧髂骨不在同一水平线上：骶髂关节向前错位者，骨盆横径变短而闭孔变大，股骨颈变短；向后错位者骨盆横径变宽而闭孔变小，股骨颈变长。

以上是我对诊断骶髂关节错位的一些见解与体会，希望能引起广大同仁的关注。只有准确的诊断，才能使治疗有的放矢，以提高疗效，为患者解除更多的痛苦。

第16节

什么是肩袖损伤？如何治疗？

肩袖损伤在喜欢运动的人群中较常见，那么什么是肩袖？肩袖由哪些结构组成？都有什么作用？

肩袖又称箭袖，是覆盖于肩关节前、上、后方之肩胛下肌、冈上肌、冈下肌、小圆肌肌腱组织的总称，位于肩峰和三角肌下方，与关节囊紧密相连（图1.16.1）。肩袖的功能是上臂外展过程中使肱骨头向关节盂方向拉近，维持肱骨头与关节盂的正常支点。肩袖损伤后将减弱甚至丧失这一功能，严重影响上肢外展。本病常发生在需要肩关节极度外展的反复运动中（如棒球，自由泳、仰泳和蝶泳，举重，球拍运动），常因创伤、供血不足、肩部慢性撞击损伤而造成肩部疼痛。多发群体为40岁以上的重体力

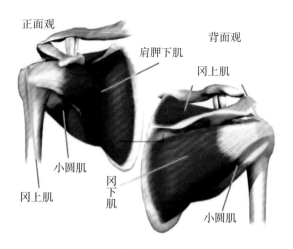

图 1.16.1

劳动者。从生理上来说，此四块肌肉连在一起统称为肩袖，可增加肩关节的稳定性，但在损伤时也容易造成联合损伤。肩袖肌肉损伤后因局部疼痛要肩部制动，多休息，尽量让损伤局部快速恢复，以免肩关节以后的活动受限。每次做肩部运动时要尽量做好肩部的拉伸运动，这样，增加了肩部肌肉的弹性，避免肩关节的损伤，不影响正常的生活和运动。

肩袖损伤通常可采用推拿、针灸、艾灸、理疗等进行保守治疗，痛甚者可采用药物封闭疗法。保守治疗效果不理想者，可选择手术治疗，如治疗及时，方法适宜，一般预后较好。

第17节

肩周炎与肩袖损伤如何鉴别？

肩部疼痛不适、活动受限，是中老年患者常见的病症，表现不一，有的白天症状加重，有的晚上加重，其中不少患者被诊断为肩周炎。那么什么是肩周炎？它与肩袖损伤有什么区别？

肩关节周围炎简称肩周炎，中医称为肩凝症、漏肩风等，以肩部逐渐产生疼痛，夜间为甚，逐渐加重，肩关节活动功能受限而且日益加重，达到某种程度后逐渐缓解，直至逐渐恢复正常为主要表现的肩关节囊及其周围韧带、肌腱和滑囊的无菌性炎症，以肩关节疼痛和活动受限为主要症状。本病的好发年龄在50岁左右，女性发病率略高于男性，多见于体力劳动者。如得不到有效的治疗，有可能严重影响肩关节的功能活动。肩关节可有广泛压痛，并向颈部及肘部放射，还可出现不同程度的三角肌的萎缩。

肩周炎与肩袖损伤相比较，主要有以下不同之处。

1. 发病年龄不同

肩周炎患者大多在50岁左右，而肩袖损伤在40岁到60岁多发。

2. 病因不同

肩周炎患者通常有受凉病史，而肩袖损伤常在扭伤或负重后。

3. 痛点位置不同

肩周炎通常在肱二头肌长头肌腱或三角肌处疼痛，而肩袖损伤通常在肩膀后侧疼痛。

4. 疼痛时间不同

肩周炎患者夜间疼痛加重甚至在睡眠中疼醒，受凉后加重，而肩袖损伤患者白天晚上疼痛一样，负重后疼痛明显加重。

5. 影像学检查不同

肩周炎患者进行核磁检查时，通常肩关节处有炎症反应，伴肩关节退行性改变；而肩袖损伤患者在肩关节核磁检查时很少看到骨关节退行性改变，但有可能有小的肌纤维部分撕裂或断裂。

6. 活动受限的原因不同

肩周炎初期为疼痛期，后期为粘连冻结期，症状以粘连为主，活动受限较明显。肩袖损伤症状以疼痛、功能受限为主，关节囊粘连并不明显。

通过以上六点分析即可对这两种疾病进行清晰的鉴别。肩部疼痛、受限的病因复杂，涉及面广，只有诊断明确，治疗时才可事半功倍。

第18节

如何治疗肩周炎?

肩关节周围炎是指肩关节及其周围的肌腱、韧带、腱鞘、滑囊等软组织的急、慢性损伤，或退行性变，致局部产生无菌性炎症，从而引起肩部疼痛和功能障碍为主症的一种疾病。本病又名"五十肩""冻结肩""漏肩风""肩痹"等。肩关节是人体最灵活的关节，受外伤和劳损的机会较多。本病多发于50岁左右，这个年龄的人随着身体机能渐渐衰退，出现肝肾亏虚，气血不足，又加之外感风寒湿邪（"风寒湿三气杂至，合而为痹"《素问·痹论》），故更易发作。本病的发生与风寒湿三邪的侵袭有关，其中湿邪长期留滞于关节，是导致关节运动功能障碍的主要原因。

我通过多年的临床实践，对本病的推拿治疗总结出以下方法。

1. 治肩先治颈，颈正肩自舒

通过触诊发现，肩周炎患者多伴有颈椎位置不正，在患者颈部进行微调法后，其疼痛可有所减轻，活动角度也随之增大。颈椎与肩部关系密切。其一，颈与肩之间有多条经脉循行通过，尤以手三阳经和督脉与颈肩部关系最为密切。其二，肩部肌肉多靠臂丛神经支配，如腋神经出自第5、第6椎间孔，支配冈上肌、三角肌，颈椎间盘突出压迫脊神经后，肩部相应肌肉便会出现疼痛不适。其三，斜方肌、肩胛提肌、菱形肌均起自颈椎止于肩部，颈椎偏歪会导致两侧肌肉张力失衡，进而引起颈肩部不适。

现以左肩疼痛为例，在检查过程中，发现患者颈5棘突向左偏歪。

　　操作方法如下：患者坐位，医者站其后，嘱患者低头，至应力点达到第 5 颈椎椎体位置，令患者头部先向左旋转，再缓慢右转到最大限度，在患者右转的同时，医者以右手拇指按于第 5 颈椎棘突左侧，左侧手掌可按于拇指之上助力，拇指发力，将左偏的第 5 颈椎棘突向右用力推顶，反复操作 5~10 次（图 1.18.1）。嘱患者活动肩膀，疼痛可明显减轻。

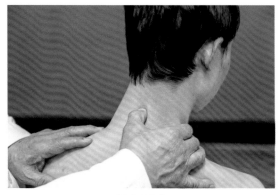

图 1.18.1

2.先求远，再求高

　　实践证明，改善肩关节的后伸摸脊功能往往成为治疗肩周炎的难点。我把肩关节后伸的幅度定义为"远"，把摸脊的高度定义为"高"。由于使肩关节后伸和摸脊的肌肉并不是一组，而且肘关节的屈曲还可部分代偿摸脊功能，因此应先解决肩关节后伸不足的问题，然后逐渐恢复摸脊功能。

　　指压曲池、天鼎可增加患者肩关节内旋摸脊的角度，内旋摸脊是一个复合动作，是由肩关节的后身、内旋以及肘关节的屈曲共同完成的。《灵枢·经脉》指出：大肠手阳明之脉，入肘外廉，上臑外前廉，上肩，出髃骨之前廉，上出于柱骨之会上（图 1.18.2）。曲池穴和天鼎穴都位于大肠经上，且大肠经和肩关节有着密切的联系，点按此二穴有疏通经络、活血止痛、松解粘连之效。

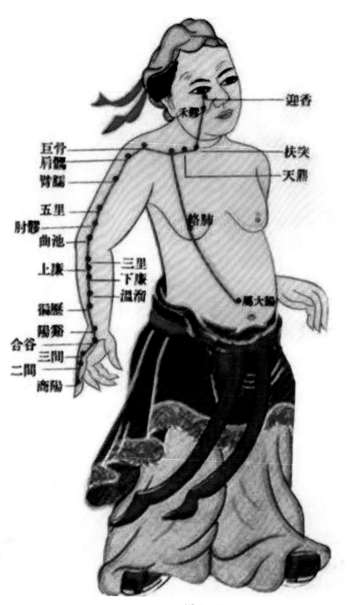

图 1.18.2

第19节

什么是网球肘？推拿治疗有什么妙招？

网球肘，又称肱骨外上髁炎，因网球运动员多发本病而得名，是肘部常见的一种慢性损伤性肌筋膜炎。前臂伸肌肌腱及其软组织、肱桡关节滑囊、环状韧带的慢性损伤和退行性变，反复用力活动肘腕部，桡骨小头反复旋转等，均是本病发生的原因。临床表现为肘关节外侧疼痛，起病多缓慢，用力持握或端提重物时疼痛加重，当肘关节伸直，腕关节掌屈，前臂旋前运动时，肱骨外上髁疼痛加重，局部有明显压痛和条索状反应物，严重时上肢无力，不能负重和持握工具。

经多年摸索，我总结出一套成型的推拿手法可缓解病情，将其归纳为"三点、一线、一提、一扳"。现介绍如下。

1. 三点

患者坐位，医者站其后。三点为治疗本病的经验取穴点，分别是手背部网球点（手掌背侧，2~3掌指关节上方1寸处，点按本穴，使局部产生酸痛感）、外关点（以外关穴为中心上下2厘米范围内，以食指、中指及拇指捏捻皮肤1分钟，使局部产生胀痛感）及肩关节后方点（肩贞穴下方，患者上肢外展、上举，以手掌贴扶头顶百会穴处，医者可在肩贞穴下探寻到痛点，点按此处，疼痛可沿上臂传导至肱骨外上髁处）。

2. 一线

患者坐位，医者坐其前。一手握其患肢腕部，另一手拇指以尺泽穴为中心，在上下各 1 厘米的直线上反复点、按、拨、揉，持续 2~3 分钟，以患者耐受为度。

3. 一提

体位同上。医者以腋窝夹持患者患侧腕部，双手拇指固定于肱桡关节内外两侧，其余四指在肘关节尺侧助力，左右稍加摆动，猛然向上端提肘关节（图 1.19.1），力量适度，常可闻及响声，提示手法操作成功，疼痛可立刻缓解。

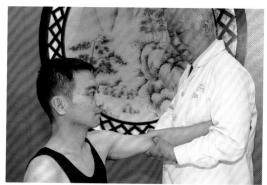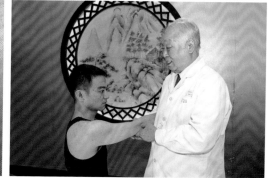

图 1.19.1

4. 一扳

肱骨外上髁炎患者多有第 3 胸椎位置不正或伴局部压痛，根据实际情况选择不同体位扳动第 3 胸椎，可缓解肘部疼痛。

此外，还要提醒患者在治疗过程中应避免患肢负重及运动，避寒保暖，减少电脑和手机的使用时间。

什么是桡尺骨远端分离症？如何治疗？

桡尺骨远端分离症是指由于腕部强力过伸或旋转等因素，造成桡尺骨远端关节轻度分离并伴有周围韧带、关节囊的损伤，出现以桡尺骨远端部疼痛、旋转功能障碍、握力减退等为主症的一种伤病。

临床表现

1. 病史

急性损伤多见于青年人，慢性损伤多见于中年女性。

2. 症状

早期，腕关节轻度肿胀，酸痛无力，患手不能端举重物，前臂内旋时有弹响；病程久者，患者常自述腕背部骨缝发凉。

3. 检查

前臂旋转活动或手掌向下按压时，腕部疼痛加剧，并沿骨间膜向前臂放射。前臂内旋活动时，尺骨小头明显向背侧凸起，外旋活动时则尺骨小头向掌侧凸起。桡尺远端关节间隙增宽、变平，尺骨小头远端压痛，并有浮动感。X线检查可提示桡尺远端关节较健侧增宽，尺骨小头向背侧、尺侧移位。

诊断与鉴别诊断

根据其病史、症状及体征，即可诊断，但须与下列疾病相鉴别。

1. 舟状骨骨折

多发生于青壮年，有明显外伤史，鼻烟窝处多呈肿胀，且有明显压痛。桡偏腕关节或叩击第2、第3掌骨头部，腕部有剧烈疼痛，X线片可确定诊断。

2. 桡骨茎突骨折

桡尺远侧关节损伤常与桡骨茎突骨折并发，因此更需注意加以鉴别。桡骨茎突骨折的发生往往因跌倒时手掌着地的冲击力经舟状骨作用到桡骨下端而引起，可见局部肿胀、压痛、皮下瘀血、关节内积血、活动受限。X线片有助于诊断。

3. 腕月骨无菌性坏死

有外伤史或慢性劳损史，腕部疼痛，腕背部稍肿，腕关节屈伸受限，以背伸受限较为显著，腕背正中相当于月骨处有明显压痛。X线表现为：早期，月骨密度增高或囊性改变，但轮廓无明显改变；中期，可见到月骨变形或碎裂；晚期，有腕关节创伤性关节炎。

按摩治疗

我在临床上治疗该病时，多使用局部复位伴远端取穴的操作方法，具体步骤如下。

1. 桡尺骨远端复位

患者腕关节、肘关节放松，前臂屈曲及掌面向下，医者一手食指在桡侧由下向上顶住桡骨茎突下方固定桡骨，另一手拇指按压于尺骨头上方，反复向下按压3~5次，将向上方翘起的尺骨头进行复位（图1.20.1），复位后医者一手握住桡尺骨远端以增强其复位后的稳定，另一手拨揉前臂少阳经、厥阴经路线，点按支沟穴、内关穴、外关穴，同时，患者腕部做小幅度屈伸动作。随后用护腕、绷带等固定物给予外固定。

2. 邻近操作

当关节复位结束并固定后，医者点按患侧桡尺骨近端接缝处反应点、曲泽穴，患者配合做手指分合动作。

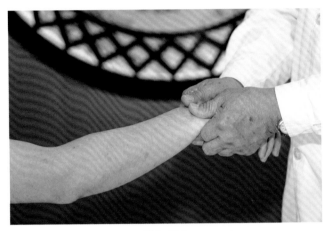

图 1.20.1

第21节

按动疗法在腕关节损伤中的分症治疗是什么？

腕关节损伤是临床常见的骨关节损伤类病症，多由于外力导致，其临床表现为腕关节疼痛、活动障碍等。在腕关节损伤的治疗中，以按动疗法效果最佳。

运用按动疗法治疗腕关节损伤，应从以下几个方面入手。

（1）确定损伤点或痛点所在位置。腕关节周边有十数条肌腱或韧带通过，当损伤发生时，任何肌腱或韧带都有可能受累，故治疗时，应明确找到损伤所发生的位置，确定损伤涉及的软组织的上下端，在损伤点或痛点上进行局部按动治疗。

（2）确定了损伤所发生的软组织后，向上、向下寻找起止点或与其运动相关联的部分，这些起止点和部位可以作为邻近按动或远端按动的治疗点。

（3）根据痛点的位置，依据经络腧穴理论和对应取穴法，确定相应的治疗点。

在具体的治疗中，我们应根据腕关节损伤的部位进行具体分类，并给予不同的治疗。

1. 腕背面损伤

其损伤点或痛点多出现于腕背部，在确定局部痛点后进行按动。具体手法是，医者一手握持患者四指，掌心向下，另一手握持腕部并以拇指点按于痛点，引导患者腕部做先屈后伸的运动进行按动治疗（图1.21.1）。然后于邻近部位选取与之相关手少阳经线上的腧穴或反应点进行治疗。

2. 腕掌面损伤

此种损伤，损伤点或痛点多数位于腕掌侧横纹附近，应对局部痛点进行按动操作。具体方法是，医者一手握持患者手部，掌心向上，另一手握持腕部并以拇指点按于痛点，引导患者做先伸后屈的动作，同时进行按动治疗（图 1.21.2）。然后梳理腕部的横韧带，最后选取与痛点相关的手厥阴经路线的相关腧穴或阳性反应点施以点按治疗。

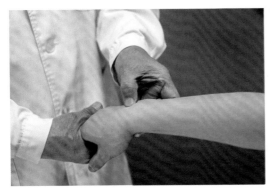
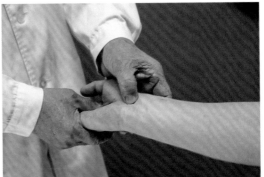

图 1.21.1　　　　　　　　　　　图 1.21.2

3. 腕桡侧损伤

此种损伤多发生在腕关节桡侧的相关肌腱、韧带或关节囊，其影响的腕手部运动主要有拇指的收展、屈伸，腕关节的桡偏、尺偏等。在治疗时，以局部按动为主要操作，具体而言，找到局部痛点后，点压局部痛点，医者双手持握患者手部，桡侧在上，略向远端进行牵引，同时在痛点处进行按动操作，引导患者配合进行先尺偏再桡偏的内收外展运动（图 1.21.3）。局部按动后，可在与痛点位置相关的手阳明经上给予邻近部位按动操作。

4. 腕尺侧损伤

尺侧损伤多数影响腕关节桡偏尺偏、无名指、小指屈伸运动，治疗时，以局部按动操作为主。医者双手握持患者手部，掌心向下，在牵引的状态下点按痛点，引导患者做腕关节的先桡偏再尺偏的收展运动，同时配合按动治疗（图 1.21.4）。随后在与之相关的手太阳经和手少阴经循行部位找寻相关的腧穴及反应点，给予邻近部位主动按动操作。

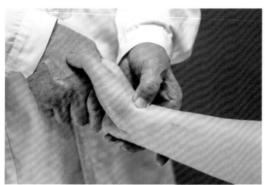 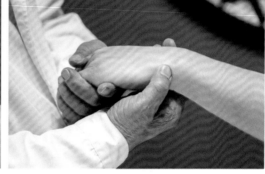

图 1.21.3 　　　　　　　　　　　　　图 1.21.4

第22节

第一腕掌关节脱位复位手法如何操作？

　　患者腕部放松，医者一手握患者第一掌骨远端逐步牵拉，将第一腕掌关节牵开，随后医者另一手拇指按压在患者第一掌骨基底部，多指由下向上承托第一掌骨基底部后方大多角骨附近，先做掌屈动作，同时多指向上顶推大多角骨。随后再做背伸动作，拇指用力下压第一掌骨基底部（图1.22.1），复位完成之后，拨揉前臂大肠经、肺经循行部位，重点点按曲池、手三里、阳溪、鱼际等穴位各1分钟。

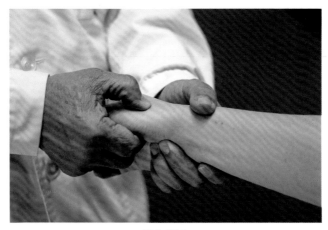

图 1.22.1

注意事项

　　（1）牵拉的动作要逐步加力，当关节间隙被牵开后，注意保持牵拉力不放松。

（2）顶推第一掌骨基底部的拇指在操作时必须持续顶推，尤其是在关节牵拉力逐渐放松的过程中，顶推力不能减小。

（3）牵拉力放松应缓慢，在此过程中，顶推的拇指应实时顶住第一掌骨基底部，除了给予复位力量外，亦可对关节入位的情况进行感触，若入位不正，则需继续牵拉进行二次复位。

桡骨茎突狭窄性腱鞘炎如何治疗？

桡骨茎突狭窄性腱鞘炎是由于拇指或腕部活动频繁，使拇短伸肌和拇长展肌腱在桡骨茎突部腱鞘内长期相互摩擦，导致该处肌腱与腱鞘产生无菌性炎症反应，局部出现渗出、水肿和纤维化，鞘管壁变厚，肌腱局部变粗，造成肌腱在腱鞘内的滑动受阻而引起的临床症状。其临床表现主要为桡骨茎突部隆起、疼痛，腕和拇指活动时疼痛加重，局部压痛。本病多见于中年以上，女多于男（约 6：1），好发于家庭妇女和手工操作者（如纺织工人、木工和抄写员等），哺乳期及更年期妇女更易患本病。起病缓慢。

按摩治疗的优势

按摩在治疗桡骨茎突狭窄性腱鞘炎方面具有见效快、疗程短、易恢复功能等优势。在手法操作时，要注意局部和邻近、远端部位之间的配合运用。

1. 局部按动操作

在桡骨茎突部以拨、理、揉、点等手法，松解局部、消除挤压，但手法操作时间不宜过长，以免刺激局部，引发炎症加重，随后拇指点按患者桡骨茎突部相应痛点，另一手握患者手掌，同时使患者被动做腕关节收展动作 15~20 遍（图 1.23.1）。

2. 邻近按动操作

在患肢前臂部大肠经循行部位做拨、揉、理等手法，重点操作曲池、手三里、扭伤穴等，每穴 1 分钟，随后点按少海穴附近反应点，同时嘱患者配合做腕关节收展动作。

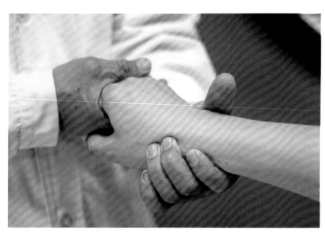

图 1.23.1

3. 远端按动操作

点按天宗穴、冈下酸痛点（肩胛骨内上角、肩胛骨背面冈下部），同时让患者配合做腕关节收展动作。

第24节

何为腕管综合征？治疗上应注意什么？

腕管综合征又称腕管狭窄症、腕管症候群、腕部正中神经挤压征，是由于腕部外伤或劳损等原因引起腕管内容积减少或压力增高，使行走于其中的正中神经在管内受压，引起掌面3~4个手指麻木、疼痛等症状的一类病症，多见于中年女性。本病是临床常见病，但容易被漏诊、误诊，其特异性诊断要点为症状多集中于桡侧三个半手指，具体表现是：（1）患手桡侧三个半手指掌面麻木、刺痛与烧灼样疼痛，一般出现在夜间、持续用力劳动后，甩动手指症状缓解。气候寒冷时，患侧手指发凉、发干、活动不利，有时疼痛可向前臂、上臂、肩部放射，影响睡眠。（2）晚期可见患手桡侧三个半手指感觉减弱或消失，大鱼际肌萎缩，拇指对掌功能障碍。

腕管综合征的按摩治疗主要有以下几个要点：

（1）急性期避免在腕横纹处及腕区过多过重的手法操作，以防刺激炎性渗出，加重病情。可采用点按曲泽、郄门、肩贞等远端穴位并拿揉上肢及掌指。

（2）腕部按动法是本病的核心治疗手法。其操作是：医者与患者相对而坐，患者掌心向下，医者一手紧握住患者腕关节，另一手握住其余四指，在牵拉基础上使患者被动做屈伸、旋转及尺偏桡偏动作，反复操作3~5遍（图1.24.1）。上述腕关节旋转开合按动法有扩大腕管、减压松解的作用。

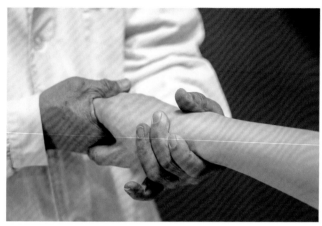

图 1.24.1

（3）上肢肌筋膜的放松，尤其正中神经走行部位的放松对于本病亦有辅助作用。应根据病情对肘关节、肩关节紧张痉挛的部位进行重点操作。

（4）分揉掌心、捋牵五指对于减轻麻木和疼痛、降低腕管内压有较直接的治疗作用，也是主要的治疗方法之一。

（5）腕管综合征大多病程长、疗效慢，治疗中应嘱患者适当运动，避免劳累和受寒，坚持按疗程治疗。

指间关节挫伤如何治疗？

指间关节挫伤是指由于外在暴力使手指间关节出现顿挫、扭转损伤，出现局部疼痛和肿胀、骨关节错缝等一系列关节损伤急性症状，患者指间关节出现运动障碍的一种急性关节外伤。

临床表现

1. 疼痛

指间关节挫伤的疼痛多发生于损伤关节局部以及上下端指骨，疼痛多为剧痛，且患者因畏惧疼痛而不敢活动损伤关节。

2. 肿胀

急性损伤后，指间关节多发生肿胀，多表现为弥漫性肿胀，常累及上下指骨及关节，出现整个手指肿胀。

3. 活动障碍

指间关节损伤时，多出现运动障碍，其表现多为畏惧疼痛而导致的主动运动障碍，待疼痛缓解后，关节的活动范围可随之逐渐增加，但仍不能达到健康时的范围。

按摩治疗

利用按动疗法治疗急性的指间关节挫伤，具有见效快、疗效稳定、患者痛苦少等优势。

1. 关节复位

医者一手夹持患者损伤手指的掌指关节，另一手夹持手指末端并进行纵轴牵拉复位（图 1.25.1）。此过程应在治疗第一步进行，操作时患者疼痛会非常剧烈，应嘱咐患者尽量放松，复位过程要干净利落，争取一次成功。

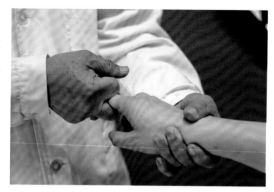

图 1.25.1

2. 局部按动操作

复位完成后，医生一手拇指和食指捏住患者损伤的指间关节疼痛处静止约 1 分钟，之后，另一手持患者手指前端，使患者被动做小幅度指间关节屈伸动作，反复 5~10 遍，随后双手拇指和食指呈上下、左右方向由指根向指尖做交替捏拿动作（图 1.25.2），反复 3~5 遍。

3. 邻近按动操作

捏住损伤手指的掌指关节掌面及背面，嘱患者做轻度的手指关节屈伸动作 5~10 遍，随后点按大陵穴，患者配合做握拳动作 5~10 遍，之后，点按腕背部阳池穴，嘱患者配合做手指背伸动作 5~10 遍。点按扭伤穴（图 1.25.3），嘱患者配合做指间关节屈伸动作 5~10 遍。

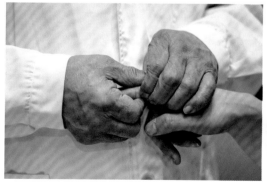

图 1.25.2

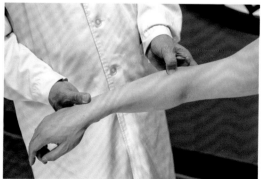

图 1.25.3

第26节

手部酸痛怎么治疗？

对上班族来说，每天下班后往往会感到手腕酸痛、手指僵硬等，这些问题一直困扰着上班族。是什么原因导致出现这些不适症状的呢？怎么处理这些问题呢？

经过多年的临床观察，我发现，出现手酸指僵的人往往从事 IT、金融、文秘、编辑等行业，他们在工作中手腕和手指的使用频率非常高，导致手腕和手指关节囊内的滑液因关节频繁使用而减少，同时，由于腕掌部肌群过度疲劳，导致手酸指僵。针对以上两种原因，我总结了一套放松手部的按摩法，以解决手酸指僵这些症状。

以患者左手为例来描述操作手法。

1. 摇腕法

患者与医者相对而坐，医者右手拇指、食指分别放在患者的腕背侧横纹与腕掌侧横纹上。医者左手握住患者左手食指、中指、无名指、小指做顺时针、逆时针各旋转 5~10 遍（图 1.26.1）。

2. 抖腕法

患者与医者相对而坐，医者将双手的拇指、食指分别放在患者的腕关节处，两手同步做捻指动作，使手腕做抖动动作。反复操作 5~10 遍（图 1.26.2）。

3. 侧位摇腕法

患者与医者相对而坐，患者桡侧向上，令患者半握拳。医者右手从腕

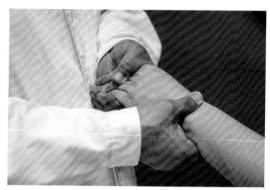

图 1.26.1

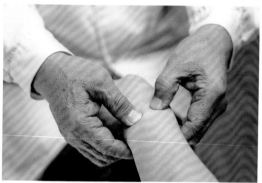

图 1.26.2

背侧握住患者的腕部左手腕关节，左手勾握住患者食指、中指、无名指及小指。医者与患者的拇指交叉压在相握的四指上，做顺时针、逆时针环转动作各 5~10 遍（图 1.26.3）。

4. 分推掌背法

患者与医者相对而坐，医者双手左右相对握住患者手部，大鱼际压在掌背上，其余四指做支撑，医者用双手的大鱼际做分推，反复操作 5~10遍（图 1.26.4）。

5. 握拿掌侧法

医患体位与手型同第四步。医者用四指握拿患者的掌侧面，反复操作

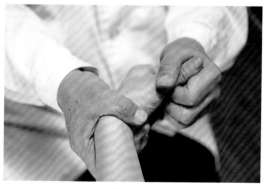

图 1.26.3

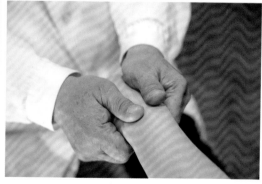

图 1.26.4

5~10 遍。

6. 捏拿尺桡两侧法

医者由近端向远端捏拿手掌尺桡两侧，反复操作 5~10 遍。

7. 指推劳宫法

医者与患者相对而坐，患者腕部背伸，医者双手分别握住患者大小鱼际，双手拇指由掌根沿大小鱼际推向拇指和小指指尖，反复操作 5~10 遍，随后医者双手拇指自掌跟沿大小鱼际内侧推向食指和无名指指尖，反复操作 5~10 遍，最后医者一手握患者腕部，另一手拇指由劳宫穴推向中指指尖，反复操作 5~10 遍（图 1.26.5）。

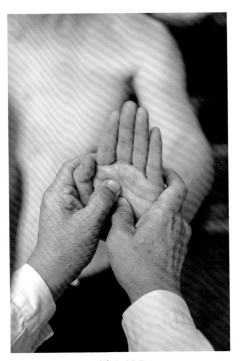

图 1.26.5

8. 指压掌心法

患者掌心向上，医者用左手的小指和无名指与患者的食指和中指，用右手的小指和无名指与患者的小指和无名指分别前后交叉。双手拇指同时按压大陵至劳宫穴一线和大、小鱼际掌侧面。反复操作 5~10 遍（图 1.26.6）。

9. 掌指关节搓动法

患者掌背向上，医者两手握住患者的大、小鱼际边缘做快速的搓动法，反复操作 5~10 遍（图 1.26.7）。

10. 捏拿五指法

医者双手的拇指、食指相对，分别置于患者手指两个面上，由近端向远端交替捏揉，从拇指开始逐一操作。每个手指反复操作 3~5 遍。

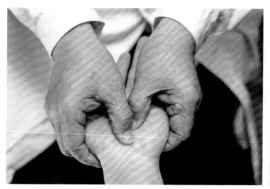
图 1.26.6

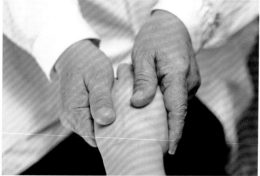
图 1.26.7

11. 牵指法

医者逐一钩住患者的每个手指，用一个短而快的牵动力牵拉手指，此时会听到"咔"的一声弹响，表明操作成功。

12. 插指摇腕法

医者左手与患者左手五指交叉，医者右手握住患者的腕部，左手做顺时针、逆时针分别环转运动，反复操作5~10遍。然后背屈掌指关节10秒（图1.26.8）。

注意事项

手腕部要注意防寒保暖，不宜过度劳累，减少手机的使用，在用鼠标时要注意腕关节的放松。

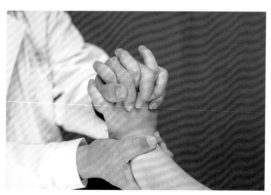
图 1.26.8

第27节

膝关节为什么会发生弹响？怎么治疗？

　　膝关节弹响，是人体在活动时由于膝关节周围的肌腱滑动，或是关节内部相互撞击而发出的声音。通常膝关节弹响的原因分为两种，即生理性弹响和病理性弹响。生理性膝关节弹响是由于关节腔内的气体震动而造成的。由关节囊包裹形成的膝关节的空腔叫作关节腔，里面有关节液，起到润滑的作用，关节腔内是负压的，这样能够保持关节结构的稳定。当膝关节过伸或屈曲时超过关节腔的负压，就会出现一个明显的腔隙，周围的气体急速向腔隙内扩散，与液体一起发生震动，从而发出清脆的响声。引起病理性膝关节弹响的原因包括半月板损伤、盘状半月板、髌骨关节炎、膝关节滑膜皱襞综合征、关节囊韧带的退变、骨关节炎、膝关节游离体、交叉韧带陈旧性损伤及下肢生物力学失衡等病理变化。一般来说，生理性膝关节弹响无需治疗，本文所述的推拿手法是针对病理性膝关节弹响而言的。

　　如何区别生理性弹响与病理性弹响呢？请通过下表加以区别。

生理性膝关节弹响	病理性膝关节弹响
1.响声清脆、单一、不重复	1.声音清脆或低钝，甚至如捻发音，发生频率高，常伴关节交锁（卡住、疼痛）。
2.仅发生在膝关节屈伸时	2.发生在膝关节运动时。
3.两次弹响之间关节必须有一定时间的休息期	3.弹响声时大时小。
4.伴有轻微疼痛或不适感，弹响后常有轻松感	4.伴有膝关节肿胀。

膝部弹响不可怕，推拿妙招搞定它，具体操作如下：

（1）患者仰卧位，医者坐于弹响膝的同侧，双手握住膝关节，双拇指按在内外膝眼上做点按的同时做膝关节的屈伸。点按的力度以患者能够耐受为度。反复操作 5~10 遍（图 1.27.1）。

（2）患者俯卧位，医者站于弹响膝同侧，一手握住踝关节，用另一手拇指点按委中穴，在点按委中穴的同时屈伸膝关节，点按的力度以患者能够耐受为度。反复操作 5~10 遍（图 1.27.2）。

（3）患者仰卧位，膝关节屈曲，医者站于患侧，一手握住弹响膝的小腿前侧近端，中指点按地机穴 1 分钟。用力点按地机穴，力度以患者能耐受的酸胀感为度。点按地机穴的同时屈伸膝关节（图 1.27.3）。

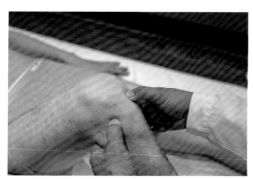

图 1.27.1

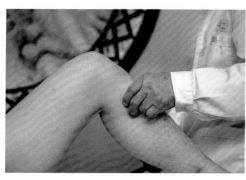

图 1.27.3

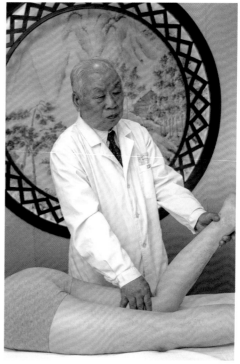

图 1.27.2

第28节

为什么膝关节侧副韧带损伤多发生在内侧？
治疗应采取什么样的按摩手法？

膝关节侧副韧带损伤，多由直接撞伤或在屈膝旋转位突然跌倒引起，轻者部分损伤，重者可完全断裂。侧副韧带位于膝关节两侧，它与交叉韧带是维护膝关节稳定的重要结构。侧副韧带分为内侧副韧带和外侧副韧带，由于外侧副韧带受对侧肢体以及外侧肌群的保护，损伤机会极少。膝关节内部的稳定，主要依靠内侧副韧带来维持，而膝关节的生理外翻以及膝关节外侧易受外力影响，导致内侧副韧带的损伤机会较多，严重者可合并内侧半月板与交叉韧带的损伤，从而破坏膝关节的稳定性，影响其功能。

病因病理

1.膝关节内侧副韧带损伤

（1）当膝关节在轻度屈曲位时，小腿骤然外展，牵拉内侧副韧带造成损伤。

（2）当膝关节伸直位时，膝或腿部外侧受到暴力打击或重物压迫，促使膝关节过度外翻，发生内侧副韧带的部分撕裂或完全断裂，严重者可合并半月板及交叉韧带的损伤。

（3）内侧副韧带损伤的病理变化为扭伤、部分撕裂伤及完全断裂伤。

2.膝关节外侧副韧带损伤

膝关节外侧面比内侧面受到暴力的机会多，因而受到内翻损伤的机会较少，外侧副韧带损伤的概率较内侧副韧带小。有时来自膝关节内侧的暴力或小腿外翻位倒地摔伤，常可引起膝关节外侧副韧带损伤，多见于腓骨小头部软组织撕裂，严重者伴有外侧关节囊、腘窝部肌腱损伤，甚至出现腓总神经断裂或腓骨小头骨折。

临床表现

（1）膝关节侧副韧带损伤多见于内侧，膝部有外翻位受伤史。

（2）伤后膝内侧疼痛、肿胀，损伤久者，出现局部瘀血、青紫，小腿外展时疼痛加重，行走跛行。

（3）痛点或压痛点出现在内侧副韧带的中段及附着端。

（4）韧带完全断裂者，局部可出现明显的缺失式凹陷。

按动疗法治疗

按动疗法治疗该病症时，根据损伤的不同部位，其治疗方法不同，大体可概括为局部、邻近、远端相结合的按动治疗。

1. 内侧副韧带损伤

（1）局部按动治疗：患者仰卧位，医者一手点按患者内侧副韧带痛点处，另一手扶持患者小腿部，做膝关节屈曲、外旋、外展、内旋等一系列动作，使膝关节间隙一开一合，此方法反复操作5~10遍，随后理顺膝关节内侧副韧带。

（2）邻近按动治疗：在大腿内侧面做推、揉操作，以松解为主；在小腿内侧面做擦法，以温热为度；随后点按血海、箕门、阴陵泉、三阴交穴，同时患者主动做膝关节屈伸运动，每穴1分钟。

（3）远端按动治疗：点按肘关节的尺泽、曲泽穴各1分钟，同时患者主动配合做膝关节屈伸运动。

2.外侧副韧带损伤

（1）局部按动治疗：患者仰卧位，医者一手点按患者外侧副韧带痛点处，另一手扶持患者小腿部，做膝关节屈曲、内旋、内收、外旋等一系列动作，使膝关节间隙一开一合，此方法反复操作5~10遍，随后理顺膝关节外侧副韧带。

（2）邻近按动治疗：在大腿外侧面由上向下做拨揉法操作，以患者自觉膝关节内温热为度；在小腿外侧及前外侧面做拨揉法操作，以松解为度；随后点按风市、阳陵泉、居髎等穴，同时患者主动做膝关节屈伸运动，每穴1分钟。

（3）远端按动治疗：点按肘关节附近的曲池、天井穴各1分钟，同时患者主动配合做膝关节屈伸运动。

第29节

踝关节内外侧力学特点有何不同？

踝关节由胫、腓骨下端的关节面与距骨滑车构成，故又名距骨小腿关节。胫骨的下关节面及内、外踝关节面共同形成的"冂"形的关节窝，容纳距骨滑车（关节头）。由于滑车关节面前宽后窄，当足背屈时，较宽的前部进入窝内，关节稳定；但在跖屈时，如走下坡路时滑车较窄的后部进入窝内，踝关节松动且能做侧方运动，此时踝关节容易发生扭伤，其中以内翻损伤最多见。

那么为什么踝关节内翻位扭伤比较多呢？

（1）外踝比内踝长而低，可阻止距骨过度外翻，但在踝关节扭伤时很容易造成内翻位损伤。

（2）外踝下方有三条小的韧带，分别是距腓前韧带、距腓后韧带和跟腓韧带，长而松弛，内踝下方是呈三角形的三角韧带，短小而有力。

（3）足内翻角度要大于外翻角度。

（4）足两侧韧带扭伤后，韧带松弛，很难再恢复以前的弹性，就像皮筋松弛后很难再紧张起来一样。所以，损伤后的外踝仍然容易损伤。嘱患者少走不平的路，少走楼梯，扭伤后可带护踝进行外部固定，以促进韧带的恢复。

如何运用五步按摩法治疗踝关节扭伤？

踝关节扭伤俗称崴脚，多因踝关节突然过度内翻或外翻引起。常见情形如走不平路时不慎跌倒，下楼梯时踏空，运动跳起落地时踩到异物摔倒，或骑车时摔倒，等等。当我们不慎扭伤踝关节后，应该如何处理呢？首先，自我判断一下扭伤的程度、扭伤时踝关节受到力的大小、疼痛的程度、局部是否有肿胀变色、活动是否受限、关节是否变形等。

轻微的扭伤疼痛不剧烈，或稍休息后疼痛可大幅减轻；局部无肿胀变色；活动不受限或轻度受限，疼痛减轻后受限也随之减轻；关节无变形。此时，只是韧带轻度扭伤伴肌肉痉挛。

稍重的扭伤疼痛剧烈，不易缓解；局部肿胀，走路跛行；有时可见皮下瘀血；做与受伤部位方向相反的动作时，疼痛加剧；休息后不能缓解。

严重的扭伤疼痛剧烈，局部迅速肿胀，随后出现瘀斑，严重时可有关节畸形，患足无法承重。为了排除严重踝关节扭伤造成的撕脱性骨折，应该及时就诊，经 X 光检查后方可进行手法治疗。

五步按摩法

（1）开合按动手法以顺筋归位。医者右手拇指固定患者损伤的筋肉（一般多为局部痛点），左手握其足背部，先令患者足跖屈，再内翻，而后还原此动作，即先使足外翻，顺势足背伸，同时右手拇指推按损伤的筋肉，以使其顺筋归位，力度以患者耐受为度（图 1.30.1）。

（2）用两手拇指分别点按患侧阳陵泉、绝骨穴，同时嘱患者做患侧踝关节小幅度的屈伸运动5~10遍。

（3）用手抓握患侧腕部桡、尺侧阳溪、阳谷穴，同时嘱患者做患侧踝关节小幅度的环转运动5~10遍。

（4）用双手牵拉健侧踝关节，同时嘱患者做患侧踝关节小幅度环转运动5~10遍。

（5）用拇指点按患侧上肢踝痛点（此穴为经验穴，位于曲泽穴直下2寸凹陷处，参见图1.30.2），同时嘱患者做患侧踝关节轻微屈伸运动5~10遍。

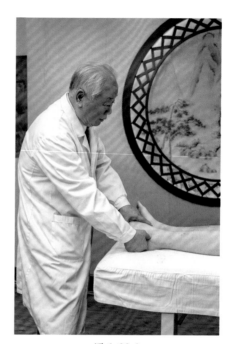

图 1.30.1

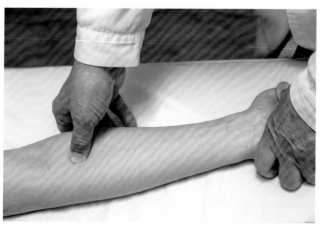

图 1.30.2

注意事项

（1）立即停止行走、运动等。在这个病程期间应尽可能制动。应配戴护具或者是用绷带、三角巾等布料加压包扎踝关节周围。亦可用数条宽胶布从足底向踝关节及足背部粘贴、固定踝关节，减少活动度。如果是外侧受伤，应使足部呈外翻的状态；如果是内侧受伤，则应使足部呈内翻的状态，减轻对肌肉或韧带的牵拉，从而减轻或避免加重损伤。

（2）刚扭伤时，切忌用酒精、红花油或者膏药，因为这些都会使患处变热，功效相当于热敷，其主要作用是扩张血管，增加局部血流，改善微循环，并且提高痛阈，从而降低疼痛，所以此时热敷显然是不对的。可以根据肿胀疼痛的程度适当进行冰敷。

（3）休息时要注意抬高肢体，轻轻活动踝关节，促进静脉回流，利于消肿。

（4）扭伤后，应及时就诊，以防病情加重，避免错过最佳治疗时期，遗留后遗症或形成陈旧性踝关节损伤。

足跟痛的发病原因是什么？怎么治疗？

人体进入退行性改变的过程，就会经常出现骨关节方面的各种退变。人的双脚位于身体最下端，更容易受到体重的影响，从而发生骨关节的疾病。临床上，中老年人出现最多的就是足跟痛。

足跟痛又称跟痛症，是跟骨足底面所附着的肌肉、韧带因力量不均衡，使骨膜受到牵拉而引起的骨伤科疾病，现代医学称跟骨骨膜炎，俗称跟骨骨刺。随着年龄的增长，人体组织发生退行性改变，长期劳损使足跟部组织发生病理改变，如足跟脂肪纤维垫炎、跖腱膜炎、跟部滑囊炎、跟腱周围炎、跟骨高压症和跟骨骨质增生等。这些跟骨周围不同组织发生的相应疾病，是形成跟痛症的重要病因。

我在临床上治疗跟痛症，多运用远近结合的按动治疗手法，即局部的穴位、痛点与远端的穴位相结合，控制足跟局部的症状。足跟部软组织较薄弱，若长时间进行局部的操作，会出现疼痛加重、肿胀等软组织不耐受的情况，从而影响治疗。

具体操作如下。

1. 局部按动操作

点按局部痛点，患者配合做踝关节屈伸运动5~10遍；点按足跟反应点（内外踝向下连线中点稍偏内侧筋结处），同时患者配合足掌、足趾屈伸动作5~10遍。

2. 邻近按动操作

点按踝关节附近的昆仑、太溪、照海穴各 1 分钟；一手握足掌，另一手托足跟，做踝关节屈伸、旋转动作 5~10 遍。之后推、拿、滚、揉小腿三头肌，并点按承山穴 1 分钟。

3. 远端按动操作

点按跟痛症的经验点（肩髎穴下 2 寸）、踝痛点（曲泽穴下 2 寸），手针足跟点（大陵穴至劳宫穴连线上 1/4、下 3/4 交界处，图 1.31.1），每点点按 1 分钟，同时嘱患者做踝关节屈伸动作和足趾屈伸动作。

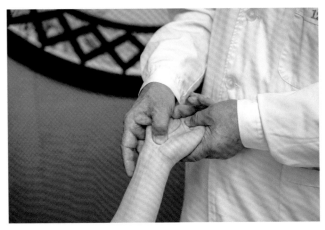

图 1.31.1

第 32 节

颞下颌关节紊乱综合征有何特点？

颞下颌关节由下颌骨髁突、颞骨关节面、居于二者之间的关节盘、关节周围的关节囊和关节韧带（颞下颌韧带、蝶下颌韧带、茎突下颌韧带）所组成。颞下颌关节简称下颌关节，是颌面部唯一的左右双侧联动关节，具有一定的稳定性和多方向的活动性，在肌肉作用下产生与咀嚼、吞咽、语言及表情等有关的各种重要活动。

颞下颌关节紊乱综合征的发展过程一般有三个阶段：功能紊乱阶段、结构紊乱阶段、关节器质性破坏阶段。

其临床表现一般有以下三个主要症状。

1. 下颌运动异常

正常成人自然开口度平均约 3.7 厘米，开口型不偏斜。下颌关节活动度简易测量法：嘱被检查者张口，能容纳三指而不引起疼痛为正常开合度。

本病患者则会出现开口度异常（过大或者过小），开口型异常（偏斜或者歪曲），并闭口时关节出现交锁等。

2. 疼痛

本病主要表现为开口和咀嚼运动时关节区或关节周围肌群的疼痛。例如，关节有器质性破坏或肌痉挛时，相应的关节区和肌组织会有压痛。

3. 关节弹响和杂音

正常的颞颌关节在下颌运动时无明显的弹响和杂音。本病常见的异常声音有：（1）弹响音，即开口运动时有"咔、咔"的声音；（2）破碎声，即开口运动时有"咔叽、咔叽"的破碎声音；（3）摩擦音，即开口运动时有连续的似揉玻璃纸样的摩擦音。

4. 其他

本病还常伴有许多其他症状，如耳部与眼部各种症状，以及吞咽困难、语言困难、慢性全身疲劳等。

第33节

颞下颌关节紊乱综合征的按摩治疗应如何操作？

本手法分为四部分，即松筋法、调颈法、颞下颌推挤法和点穴按动法。

1. 松筋法

指采用手法松解下颌关节局部的软组织。操作如下：患者取仰卧位，医者坐其头侧。医者用食指、中指轻揉患侧颞下颌关节附近肌肉2~3分钟，食指、中指拨揉理顺咬肌、颞肌各3~5遍。

2. 调颈法

指采用颈椎扳动法调整颈椎的位置。以仰卧位颈椎旋转定位扳动法、第2颈椎棘突右旋为例，具体操作如下：患者仰卧位，医者站其头侧。医者右手食指顶住偏歪棘突右侧，左手手掌扶患者左侧面颊部，使患者头部前屈10°~15°，双手快速而短暂地相对用力（图1.33.1），可听到局部颈椎弹响声。

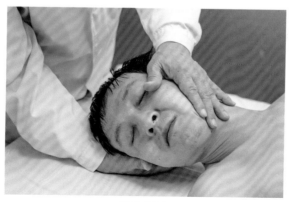

图 1.33.1

3. 颞下颌推挤法

本法是我治疗颞下颌关节紊乱综合征的独创手法，具体操作如下：患者仰卧位，医者站其健侧。医者用一手掌扶住患者前额部以固定头部，另一手掌握下颌骨。先嘱患者半张口，医者左右小幅度摇晃下颌 2~3 次，使其下颌关节充分放松，随后医者握下颌的手做快速而轻巧的由健侧向患侧的推挤（图 1.33.2），反复 3~5 遍。

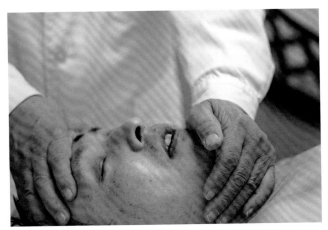

图 1.33.2

4. 点穴按动法

按动法是我临床治疗的特色手法，具体操作如下：患者仰卧位，医者坐其头侧，用中指点按患侧颊车、下关、翳风穴，拇指点按患侧合谷穴。点穴时，应分别嘱患者做张口闭口运动 2~3 遍。

第二章

内科疾病

第1节

鼻炎患者鼻流清涕如何按摩？

鼻炎在医学上指鼻腔黏膜和黏膜下组织的炎症，分为慢性单纯性鼻炎和慢性肥厚性鼻炎两类，前者对应中医讲的"鼻塞"的范畴，表现出鼻塞、鼻流清涕，并伴有鼻子痒、咽喉不舒服、咳嗽等症状；后者在中医里对应"鼻渊"的范畴，表现出鼻塞、鼻流浊涕，并伴有嗅觉减退或耳鸣等症状。

鼻炎不能轻视，应该到医院做专业的检查。这里我就针对鼻流清涕这个症状，为大家介绍一些按摩小妙招。

1. 指压风池

患者坐位，医者站其后，一手扶其前额，另一手用拇指与中指相对用力按压风池穴（图2.1.1），以酸胀为度，持续1~2分钟，患者可有微微汗出之感。风池穴有疏风解表的作用，选用此穴可对风寒之邪引起的鼻流清涕有较好的疗效。

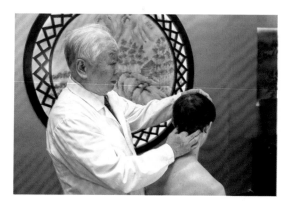

图 2.1.1

2. 按压风府

患者坐位，医者站其后，一手扶其前额，另一手拇指按压风府穴（图2.1.2），持续1~2分钟。风府穴位于督脉之上，刺激该穴可振奋阳气，通利鼻窍。

3. 按揉合谷

患者仰卧，医者站其旁，用两手拇指同时按揉其两侧合谷穴（图2.1.3），以酸胀为度，先按后揉，各持续 1 分钟左右。合谷穴是四大解表穴之一，对外感病有很好的治疗效果。此外，合谷穴位于阳明经循行部位上，而手足阳明经在鼻部交接，说明此处为经络之气流止的关键部位，《灵枢》中对于两经的主治都有"鼽衄"的记载，其中"鼽"就是指鼻流清涕这一症状。由此可见，选合谷穴有充分的理论依据。

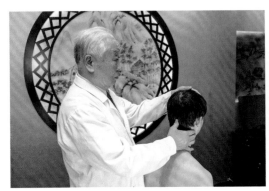

图 2.1.2

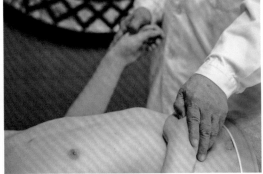

图 2.1.3

除此之外，鼻炎患者在生活起居上，还要注意以下几点：

（1）锻炼身体，增强体质，预防感冒，积极治疗邻近器官，如口腔、耳部的疾病。

（2）清洁鼻腔，及时去除积留的鼻涕，保持鼻道通畅，以利引流。

（3）急性发作期应适当休息，注意营养，禁食辛辣刺激食物，戒除烟酒。

流鼻血有何按摩小窍门？

流鼻血是生活中常见的一种现象，中医称其为"鼻衄"。导致鼻子流血的原因有二：第一，局部因素。鼻腔和鼻窦的炎症、鼻中隔偏曲、外伤、肿瘤以及不良的挖鼻习惯等。其中鼻咽部肿瘤早期多表现为涕中带血或少量出血，容易被忽视。第二，全身因素。各种发热性传染病、高血压、心脏病、血液病、慢性肝肾疾病、营养障碍、内分泌失调以及化学药物中毒等。此外，约有 50% 的人找不出流鼻血的明确原因。鼻腔黏膜中的微细血管丰富，且敏感脆弱，容易破裂而致出血。特别是学龄前儿童，流鼻血现象更为常见。

从临床上来看，90% 的流鼻血现象由血管破裂导致，对此患者不用紧张，大多数情况下可以自行处理，及时止血即可。自我按摩也可帮你止血。

1. 按压鼻翼

患者用拇指按压住流血一侧的鼻翼，持续 3~5 分钟。如果两个鼻孔均有出血，则用双拇指或一手的拇指与食指、中指相对用力按压两侧鼻翼。此法可把压力直接作用于鼻部的毛细血管，达到压迫止血的效果。

2. 按压耳屏

患者用双手食指、中指相对按压两侧耳屏，持续 2~3 分钟。鼻腔靠咽鼓管与耳朵相通，压住耳屏增加了外界对鼓膜的压力，间接地促进了鼻腔内毛细血管的收缩，起到止血作用。

3. 双手钩中指

自己的双手中指互相一钩，数十秒内通常能止血。如果小孩不会互钩双手中指，家长可用自己的双手中指钩住小儿左右手的中指，同样可止血。

4. 香油防治鼻血

每晚睡觉之前，用棉签蘸点香油，涂于鼻孔内侧，涂抹时最好慢慢靠近鼻后部，尤其是鼻中隔处必须涂到，此处血管丰富，黏膜很薄，容易出血。

5. 葱汁治疗鼻血

用葱汁涂抹鼻腔止血。葱汁味辛，温滑无毒，既可散瘀血又可止流血。将葱洗净，然后用棉签蘸取葱叶内黏液塞入两个鼻孔，通常连用几次就有明显的效果。

至于那些毫无征兆、突然流鼻血者，最好去医院做一下检查，及早排除鼻腔肿瘤之类的病变。经常流鼻血的人应注意休息，饮食清淡，多吃新鲜果蔬，少食辛辣刺激性食物。

> 鼻衄把你找，
> 生活添烦恼。
> 饮食休息好，
> 按摩不能少。

第3节

推拿治疗咽喉痛、鼻塞有何妙招？

感冒俗称伤风，是人们最熟悉的常见病，多发于秋冬季节。传统医学大多把本病分为风寒型和风热型，现代医学将本病分为普通型感冒和流行性感冒。支气管炎、肺炎、慢性肾炎及支气管哮喘等多种疾病发病之初均表现为鼻塞、流涕及咽痛等感冒相关症状，影响人们的生活、学习及工作。感冒多以咽痛、鼻塞、流涕、发热恶寒为主要临床表现，虽然感冒药物可以减轻发热、鼻塞等不适，但咽痛、鼻塞所带来的不适影响人们的生活质量。我在多年的临床实践中发现，推拿能很快缓解咽喉痛、鼻塞，甚至疗效立竿见影。

1. 咽喉痛

喉为肺之窍，风为阳邪，首先犯肺，肺窍不利，故咽痛。风热上犯，咽痛更加明显。推拿治疗咽喉痛的方法如下。

患者坐位，医者站于患者身后，医者用拇指指腹及食指侧面沿督脉捏捻大椎穴皮肤（图 2.3.1），以局部微微酸痛为度，行上述手法 1~2 分钟，患者自感咽部湿润、疼痛缓解。同时按压患者双侧鱼际穴 1~2 分钟，两者相互配合，疗效更佳。大椎穴为三阳五会之穴，大肠经、督脉等多条经络均经过大椎穴，且大椎穴为退热之要穴，捏捻大椎穴具有疏通经络，祛风散寒，退热生津之功效。鱼际穴为肺经荥穴，荥主身热，鱼际穴为清泻肺热之要穴，按压鱼际，清泻肺热，咽痛自止。

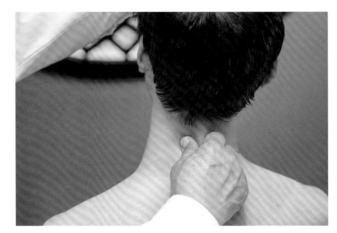

图 2.3.1

2. 鼻塞

鼻塞为感冒的主要临床表现之一，多由于感冒后鼻黏膜充血水肿所致。中医认为鼻为肺之窍，风寒或风热之邪侵袭人体，从皮毛和鼻窍而入，肺失宣肃，肺窍不利，故鼻塞。我在多年的推拿治疗中总结了一套治疗鼻塞的有效方法。具体操作如下：

患者俯卧位，医者按压同侧下鼻通穴（本穴位于承山穴至跟腱之间连线上，小腿三头肌分肉处，按之酸痛）1~2 分钟，按压以微微酸痛为度，疗效显著。按压本穴同时配合点揉同侧风池穴。下鼻通穴是我治疗鼻塞的经验用穴。风池穴为祛风要穴，善驱一切内外风邪。两穴配合，祛风散邪，宣通鼻窍，相得益彰。

第4节

胸闷气短的原因是什么？如何通过按摩治疗？

胸闷气短不是一种独立的疾病，而是一种主观感觉，即呼吸费力或气不够用。轻者症状不明显，重者则自觉似乎被石头压住胸膛，甚至呼吸困难。这可能是身体器官的功能性表现，也可能是人体发生疾病的最早症状之一，临床上将其分为功能性胸闷气短和病理性胸闷气短。前者无器质性病变，常见原因有激素水平失调、消极情绪困扰、缺乏必要的休息、室内空气不流通、自主神经功能紊乱等；后者伴有器质性病变，常见病变包括呼吸道受阻、肺部疾病、心脏疾病、贫血、体液代谢和酸碱平衡失调等，患者必须引起重视，及时到医院进行相关检查，以免延误治疗。

中医学认为本症的发生多与心气亏虚、肝气不疏、肺失宣降、肾不纳气有关。近年来我们发现了一些运用推拿手法解决功能性胸闷气短的方法，现介绍如下。

1. 点按翳风

患者仰卧，头下垫枕，颈部悬空，医者坐于患者头前的治疗凳上，用双手中指指腹点按患者双侧翳风穴（图2.4.1），嘱患者宁心静气，微闭双目，持续20~30秒后，随患者呼吸节律自上而下推按此穴5~10遍。片刻后，症状即可得到明显缓解。翳风穴位于手少阳三焦经上，作为六腑之一的三焦通过手少阳经与手厥阴经的相互络属与心包相表里。《灵枢·经脉》对手少阳三焦经的循行有"入缺盆，布膻中散络心包，下膈，遍属三

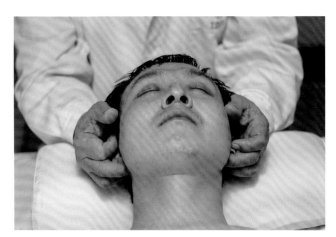

图 2.4.1

焦"的记载，在其病候中还有"是属气所生病者"的说法，根据"经脉所过，主治所及"的理论，故选取三焦经上的穴位。三焦是一身之气上下运行的通道，肾精化生的元气，自下而上运行至胸中，布散于全身。故《难经·六十六难》说："三焦者，原气之别使也。"《难经·三十八难》指出，三焦"有原气之别焉，主持诸气"。因此，无论是从六腑三焦的角度出发，还是用部位三焦理论来指导实践，选用翳风穴有其充分的科学道理。

2. 点按横突

患者坐位，医者站于其后，将一手拇指、中指指端分别置于第 6 颈椎横突端部（见图 1.8.1），相对用力按压，可用另一手扶其头顶部，使患者头部做被动俯仰运动，并使其颈部做被动侧屈、旋转运动，以加大刺激强度，持续约 1 分钟。原理有二：

其一，第 6 颈椎横突前方有颈总动脉经过，其上有自主神经纤维，颈椎横突前方有交感神经结节间支组成的交感干，在此处使用手法刺激软组织可以调节自主神经功能，增加呼吸深度，减轻胸闷气短症状。

其二，为延髓和脑桥供血的椎动脉穿第 6 颈椎至第 1 颈椎横凸孔，经枕骨大孔进入颅腔。实验证明，在脑桥前端 1/3 区域内，存在调节延髓呼吸中枢节律性活动的神经结构，这一结构称为呼吸调节中枢，手法作用于第 6 颈椎横突可影响椎动脉的血流量，从而间接刺激呼吸中枢，达到纠正异常呼吸的目的。

第 5 节

人为什么会打嗝？推拿治疗有什么妙招？

打嗝，又称呃逆或膈肌痉挛，由胃气上逆动膈，气逆上冲所致，是日常生活中的一种常见现象。进食过快过饱，过食生冷，感受寒邪，服用寒凉药物，致寒气蕴蓄于胃，胃气上逆动膈；情志不遂，恼怒伤肝，肝气横逆犯胃；正气虚弱，年老体弱，大病久病，或长时间呕吐，损伤脾胃，胃失和降，均可导致打嗝。西医学中单纯性膈肌痉挛、胃肠神经官能症、胃炎、胃扩张、消化道肿瘤及脑血管疾病等也会引起打嗝。

有的患者打嗝多突然发作，呃逆声连续不断，不能自止，可持续数小时，甚至数日乃至数周，可伴有胸闷、胃部烧灼感等，以致影响说话、吃饭及睡眠。如果打嗝可自行停止，一般不需要特殊治疗，但如果经常打嗝，或打嗝持续超过一小时，可尝试推拿治疗，必要时完善相关检查，明确病因。

针对本症，我总结了如下推拿妙招。

1. 按压眼球

患者仰卧闭目，医者坐其头前，用双拇指按压患者两眼球 20~30 秒（图 2.5.1），力量轻而沉稳。按压眼球可降低交感神经兴奋性，抑制膈肌痉挛。

2. 按揉呃逆穴、内关穴

患者仰卧，医者站其旁，用两手拇指分别按揉患者呃逆穴（经验穴，内关穴下 0.5 寸）、内关穴，以酸胀为度，持续 1~2 分钟。既可两侧同时点按，也可两侧先后施术。两穴均属手厥阴心包经，主治心胸疾患，有降逆止呃之效。

3. 按推上腹部

患者仰卧，医者站其旁，用双手掌自上而下交替推摩胃脘部 5~10 遍，随后双手顺势上下分开，用多指按压膻中穴、中脘穴 1 分钟（图 2.5.2）。膻中为气会穴，可调理气机；中脘为腑会穴、胃之募穴，取其通降胃气之功。

以上方法每日操作一次。

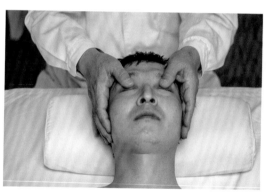

图 2.5.1

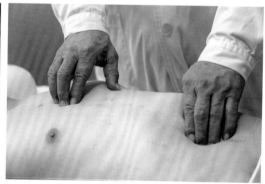

图 2.5.2

引起腹胀的原因是什么？推拿治疗有什么妙招？

腹胀是指上腹部胀大或胀满不适，是一种主观感受，通常伴有呕吐、腹泻及嗳气等不适，常见于慢性胃炎、胃下垂、消化不良等多种疾病。中医认为，饮食不节、食积停滞、过食生冷肥甘厚味、感受湿热之邪损伤脾胃、情志不畅、肝胃气滞均可导致腹胀。西医学认为，食物发酵、进食时吸入空气、胃肠道内产气过多、吸收及排出不畅等会引起腹胀。

我在数十年临床工作中采用推拿治疗本病取得了满意疗效，现总结如下：

（1）患者仰卧位，医者以单手或双手沿剑突至肚脐推按 10~20 次。

（2）医者双手以脐为中心摩腹 10~20 次。

（3）医者用双手拇指分别按压患者小腿内侧三阴交穴至太溪穴连线 3~5 次，以局部产生酸痛感为度。

（4）医者依次用空拳叩击患者双侧足三里穴 5~10 次。

治疗过程中嘱患者避免进食生冷油腻，避寒保暖，调畅情志，忌进食豆制品、牛奶和可乐等产气多的食物和饮料。

什么是胃脘痛？应采取什么手法治疗？

胃脘痛，又称胃痛，为中医内科学病名，指以上腹部近心窝处疼痛为主要症状的一类病症。西医学中的急性胃炎、慢性胃炎、胃溃疡、十二指肠溃疡、功能性消化溃疡、胃黏膜脱垂等疾病，均属于中医学胃脘痛的范畴。

中医认为，本病多因外邪犯胃、情志不畅、饮食伤胃和脾胃素虚等，导致胃气郁滞，胃失和降，不通则痛。其病变部位在胃，但与肝、脾有密切关系。胃脘痛的病理性质分为虚、实两类。早期由外邪、饮食、情志所伤，多为实证；后期常为脾胃虚弱，但往往属虚实夹杂之症。本病除胃脘部疼痛外，还伴有胃脘部痞闷或胀满不适，恶心呕吐，食欲不振，吞酸嘈杂等症状。

由于生活节奏加快，饮食不规律、精神紧张、工作劳累、睡眠质量下降等因素都导致胃脘痛发病率的上升。推拿作为一种简便易行、操作安全、疗效显著、副作用少的治疗手段，愈加受到广大患者的欢迎。我根据第2掌骨侧按摩法的生物全息理论，发现胃痛发作时可以在胃痛点上进行按摩，缓解疼痛。那么胃痛点究竟应该如何定位呢？第2掌骨侧穴位群位于第2掌骨内侧缘凹沟中，包括头、颈、上肢、肺心、肝胃、十二指肠、肾、腰、下腹、腿、足等12个穴位。头穴位于手握空拳掌心横纹近端与第2掌骨侧交点处，足穴即第2掌骨侧近拇指侧的交点处，而头穴与足穴连线中点就是胃痛点的位置。

要想系统地治疗胃脘痛，仅靠单个穴位的按摩是远远不够的，应采取一整套的推拿治疗手法。其治疗原则是：和胃健脾，行气止痛。但是根据不同的辨证分型，临床上要采取不同的手法施术，具体如下。

1. 寒邪克胃

患者俯卧，医者双拇指同时按压患者脾俞、胃俞，每穴各 1 分钟；手掌或鱼际直擦背部第 7~12 胸椎两侧膀胱经第 1、第 2 侧线和督脉，以透热为度。患者仰卧，医者双拇指点按内关、公孙，每穴各 1 分钟。

2. 饮食伤胃

患者俯卧，医者按揉其背部膀胱经第 1 侧线，重点施术于肝俞、胆俞、脾俞、胃俞，每穴各 1 分钟；自下而上捏脊 7~9 遍。患者仰卧，医者单手或双手顺时针摩腹 2 分钟；双拇指相对按揉天枢、足三里、上巨虚、下巨虚，每穴各 1 分钟。

3. 肝气犯胃

患者俯卧，医者按揉其背部膀胱经第 1 侧线，重点施术于膈俞、肝俞、胆俞，每穴各 1 分钟。患者仰卧，医者双手掌分推胸胁 5~7 遍；斜擦胁肋，透热为度；点揉璇玑、膻中、辄筋、日月、期门、章门、天枢，每穴各 1 分钟。

4. 脾胃虚寒

患者俯卧，医者按揉其背部膀胱经第 1 侧线，重点施术于肺俞、膈俞、脾俞、胃俞，每穴各 1 分钟；双手拇指与十指沿督脉自上而下反复提拿大椎至命门一段 3~5 遍（图 2.7.1）；自下而上捏脊 7~9 遍；双手掌横擦脾俞、胃俞，以透热为度。患者仰卧，摩颤胃脘，透热为度；揉章门、天枢，每穴各 1 分钟；按、揉、擦小腿部脾经、胃经路线。

5. 胃阴不足

患者俯卧，医者点按至阳、肾俞，每穴 1 分钟。患者仰卧，揉压上肢与下肢阳明经各 3~5 遍。

6. 瘀血停胃

患者俯卧，按揉其背部膀胱经第 1 侧线，重点施术于膈俞至胃俞一段；双手掌跟沿督脉自上而下反复推大椎至命门一段 3~5 遍；自下而上捏脊 10 次。患者仰卧，医者点揉手三里、足三里，每穴 1 分钟。有出血倾向者慎用腹部手法。

同时嘱患者戒烟限酒，定时用餐，注意饮食卫生，保持情绪稳定、睡眠充足。

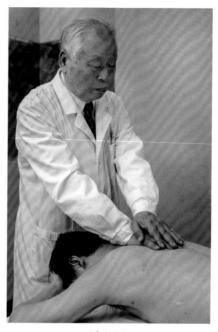

图 2.7.1

第8节

推拿治疗泄泻有何小妙招？

泄泻，俗称拉肚子，是以大便次数增多，粪质稀薄，甚至泻出如水为主要临床表现的一种胃肠病证。其原因是脾胃功能障碍。中医学认为，感受寒热暑湿之邪，脾胃运化失常；过食生冷肥甘，暴饮暴食及误食酸馊变质食物；久病体弱，脾胃虚弱；烦恼郁怒，思虑过度，脾胃受损等，均会导致泄泻。西医学中急慢性肠炎、结肠炎等均会有泄泻症状。

推拿治疗本病方法简便，易于操作。

1. 掌摩小腹

患者仰卧位，充分暴露腹部皮肤，医者站其旁，先将双手掌搓热，随后以肚脐为中心，用双手掌重叠在其小腹上行顺时针推摩法50~100次（图2.8.1），以患者感觉到小腹部有热感为宜。此法对寒湿型泄泻有较好疗效。

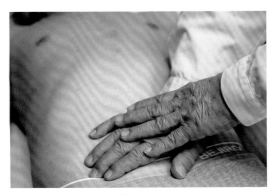

图 2.8.1

2. 按压天枢、水分

患者仰卧位，医者站其旁，用双手拇指分别点按脐旁的天枢穴，随患者呼吸节律进行按压，持续 1~2 分钟，随后双手拇指并列按压水分，操作方法与时间同上。此法有清热利湿、涩肠止泻之效。

传统观念认为，腹泻时，要禁止饮食，减少消化负担，帮助胃肠恢复元气，其实这种观点是不正确的。泄泻大量损耗人体正气，此时应选择适宜消化的食物来补充气血。

长期便秘有何危害？按摩有何妙招？

当今社会，许多人患有便秘，给生活和工作带来了极大的不便和痛苦。便秘是指大便秘结不通，排便时间延长，或欲大便而艰涩不畅的一种病症，主要表现为排便次数减少、粪便量减少、粪便干结及排便费力等。正常人每 24~48 小时排便 1~2 次。

中医认为，饮食入胃，经过脾胃运化，吸收其精华，所剩糟粕，最后由大肠传导而出，而成大便。如胃肠功能正常，则大便正常，不致发生便秘。

1. 素体阳盛，胃肠积热

凡阳盛之体，多因饮酒、过食辛辣厚味的食物，导致胃肠积热，或热病之后津液不足，肠道津亏，导致大便秘结，排出困难。

2. 情志失和，气机郁滞

忧愁思虑过度，情志不舒，或久坐少动，每致气机郁滞宣发通降失常，传导失职，糟粕内停，不得下行，因而大便秘结。

3. 气血不足，下元亏损

劳倦，饮食内伤，或病后、产后及年老体弱之人，气血两亏。气虚则大肠传导无力，血虚津枯则不能滋润大肠。下元亏损，真阴不足，肠道失润更行干燥；真阳虚弱，则不能运化津液，温润肠道。

4. 阳虚体弱，阴寒内生

凡阳虚体弱或年老体弱，则阴寒内生，流于胃肠，于是凝阴固结，致阳气不通，津液不行，从而引起便秘。

西医认为，功能性便秘多由进食量少、饮水不足、工作紧张、生活节奏快等原因引起，器质性便秘多由肠管肿瘤、假性肠梗阻等疾病所造成。

长期便秘将对人体造成诸多危害，出现五脏功能受损、面色晦暗、精神萎靡、食欲不振等状况，引发痔疮、肛裂，甚至肠道肿瘤，以及心脑血管意外，高血压、心脏病患者更应高度重视。

我在长期的医疗实践中总结出一套治疗功能性便秘的自我按摩法，具体方法如下。

1. 调整体位

当我们在卫生间遇到便秘的尴尬时，可以通过调整姿势来促进排便。先做几次深呼吸，以增加腹压，使气下沉。腰部挺直，膝高于髋，脚跟提起，脚掌着地。对轻度便秘者，此法可收良效。

2. 按揉支沟

患者一手中指点按对侧前臂支沟穴（图 2.9.1），同时主动屈伸被点按一侧的腕关节，反复 50~60 次，然后用中指缓缓揉动此穴，双手交换操作。

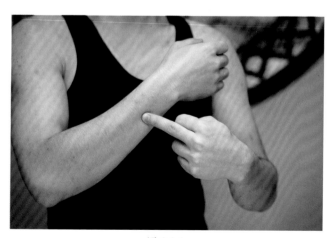

图 2.9.1

3. 推揉小腹

患者用单手掌或双手掌在小腹部做自上而下的推揉动作，根据耐受程度采用不同的力量，反复操作 1~2 分钟。此法可有效促进肠道蠕动，帮助排便。

4. 拳叩八髎

患者双手握空心拳，分别轻轻叩打位于骶骨后面的八髎穴，持续 1~2 分钟。此法可对直肠起到震动作用，有助于改善便秘。

除以上自我按摩法外，要想远离便秘的困扰，在日常生活中还应注意多吃富含膳食纤维的新鲜果蔬，少食油腻辛辣食物，保证充足的饮水与睡眠，加强体育锻炼，保持心情舒畅，养成定期排便的习惯。

第 10 节

轻、中、重度非酒精性脂肪肝是如何分级的？

　　非酒精性脂肪性肝病定义为除酒精和其他明确的损肝因素外所致的，以弥漫性肝细胞大泡性脂肪变为主要特征的临床病理综合征。这是一类基于现代组织学和影像学检查下的疾病命名，大多患者无症状或仅有轻度的类似慢性肝炎的症状，如疲劳、腹胀、无力等，由于该病无特异性症状，人们大多是在体检中发现。

　　脂肪肝是一个复杂的病理综合征，其分类、分级、分期因病因、肝细胞变性程度等不同而有不同的区分。简单地说有如下要点：

　　（1）根据肝脂肪变是否与酗酒相关，分为酒精性脂肪肝和非酒精性脂肪肝。由于酒精性脂肪肝常常引发肝细胞炎性反应，可迅速发展成肝纤维化和肝硬化。目前因体检所发现的脂肪肝大多为非酒精性脂肪肝，其病程长、发展缓慢。

　　（2）非酒精性脂肪肝分原发性和继发性。原发性多为胰岛素抵抗、多源性代谢紊乱和代谢综合征所导致的脂肪肝，继发性多为营养不良、药物和遗传相关的代谢性疾病所引起的脂肪肝。

　　（3）非酒精性脂肪肝依据肝细胞损害程度分为单纯性脂肪肝、脂肪性肝炎、肝纤维化（和肝硬化）三个类型。大多数患者属单纯性脂肪肝，即肝细胞出现脂肪变，却无明显的炎性反应和纤维化，对肝脏功能影响较小，可以逆转。如单纯性脂肪肝持续并得不到正当治疗，肝细胞就有可能出现炎症变化，即脂肪性肝炎。此阶段肝细胞功能损害较明显，患者会有类似慢性肝炎的症状，但此类炎性损害也可治愈逆转。若病情继续发展，脂肪肝可发展成肝纤维化，出现较为严重的肝细胞损害甚至转为肝硬化。此阶段肝功能受到明显损害，患者会出现明显的肝功能受损症状，如疲乏无力、腹胀、恶心、黄疸等。一旦发展成肝纤维化或肝硬化，某些肝功能的损害将不可逆，而其癌变率也会大大升高。

那么，体检中常见的轻、中、重度脂肪肝的诊断分级是如何确定的呢？主要有组织学检查和影像学检查两种方式。

（1）脂肪肝的命名即是一种组织学命名，故其分级在组织学上通过肝细胞活检可以得到明确诊断。一般而言，视野内脂肪变性的肝细胞占30%~50%为轻度，50%~70%为中度，>70%为重度。但由于活检难度大，不易为患者接受，故临床运用较少。仅在肝损害严重，需要明确肝细胞炎症状态、纤维化或肝硬化程度时采用。

（2）目前常见脂肪肝分级多为B超检查，根据B超下回声、肝脾对比等专业方法进行。B超对脂肪肝的检出率和准确度在90%以上。另外，CT、MRI同样可以对脂肪肝进行分级检测，但由于费用较高，使用率远低于B超。

什么是失眠？其病机是什么？按摩治疗的要点是什么？

不知何时，"压力山大"成为人们时常挂在嘴边的一个词。不错，经济发展了，科学进步了，生活水平提高了，这些都是我们能够体会到的变化。但在这一过程中，很多人牺牲了自己的健康。随着精神压力的增加，一些人终于不堪重负，患上了各种各样的顽固难治的疾病。失眠以其发病率高、病情顽固等特点，近些年来受到广大医疗工作者的重视，每年的 3 月 21 日被世界卫生组织定为"世界睡眠日"。据统计，被失眠所困扰的患者占中国人口的 38.2%。

现代医学判定失眠有严格的定义，依据世界卫生组织（WHO）的标准：

（1）连续一个月每周至少有 3 天出现上床 30 分钟无法入睡；

（2）每天睡眠时间不足 6.5 小时；

（3）在睡眠过程中夜间醒来次数超过 3 次，醒后难以入睡；

（4）多梦，噩梦的情节如同电视连续剧一样；

（5）次日起床后伴有嗜睡、疲劳、精神状态不佳、认知功能下降等。

上述其中一项或几项同时存在时，基本可判定为失眠。

祖国医学将失眠称为不寐，对其有独到的认识，认为该病是由心神失养或心神不安所致，以经常不能获得正常睡眠为特征的一类病证。主要表现为睡眠时间、深度的不足，轻则入睡困难，或寐而不酣，时寐时醒，或醒后不能再寐，重则彻夜不寐。

不寐在《黄帝内经》中称为"不得卧""目不瞑"，认为是邪气客于脏腑，卫气行于阳而不入阴所得。《素问·逆调论》记载有"胃不和则卧不安"，后世医家引申为凡脾胃不和，痰湿食滞内扰，以致寐寝不安者均属于此。明代张景岳的《景岳全书·杂证谟》指出："不寐证虽病有不一，然惟知邪正二字，则尽之矣。盖寐本乎阴，神其主也，神安则寐，神不安则不寐，其所以不安者，一由邪气之扰，一由营气之不足耳。有邪者多实证，无邪者皆虚证。"形成失眠的原因很多，思虑劳倦，内伤心脾，阳不交阴，心肾不交，肝阳扰动等均可影响心神而导致不寐。不寐与心、脾、肝、肾的关系最为密切，治疗应补虚泻实，调整阴阳。除了服用合适的中药治疗，穴位按摩也是很有效的方法，而且不论虚实之症均可使用，简单方便，疗效可靠。

以下介绍几个穴位按摩手法。

1. 对压安眠

患者坐位，医者站其后，一手扶其前额，另一手拇指与中指相对用力按压安眠穴（经外奇穴，当翳风穴与风池穴连线的中点），医者用心感受患者呼吸节律，尽量使医患双方呼吸频率一致，吸气时稍放松，呼气时稍加力，持续1~2分钟。此穴能平肝息风，宁神定志，有效舒缓紧张情绪，帮助入睡。

2. 按擦三阴交

患者仰卧位，医者站其旁，用拇指或中指点按三阴交穴，以患者感到酸胀为度，持续1~2分钟，然后用手掌沿胫骨内侧缘在此穴上下区域进行快速搓擦（图2.11.1），以透热为度。此穴乃足三阴经（肝、脾、肾）的交会穴，能通调肝脾肾之经气，达到健脾、益肾、养肝的作用，精血得以统摄于脾，受藏于肝，内养于肾，心气下交，则神志安宁。

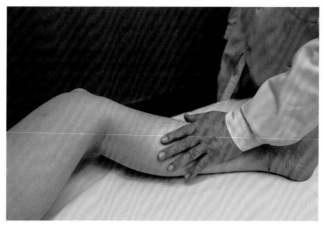

图 2.11.1

3. 指压神门、内关

患者仰卧位，医者站其旁，一手拇指按压其神门穴，另一手拇指按压其内关穴，迎随患者呼吸节律操作，持续 1~2 分钟。神门是手少阴心经的原穴，乃心经原气留止的部位，是心气出入之门户，能养心安神，为治疗失眠的主要穴位；内关为手厥阴心包经之络穴，此处的络脉"循经以上，系于心包，络心系"，固有清心除烦之功。两穴相配，互为补充，相得益彰。

4. 搓擦劳宫、涌泉

患者仰卧位，医者站其旁，用双手拇指分别在两侧手部劳宫穴上反复搓擦 1 分钟，然后再于双侧足部涌泉穴上行同一手法 1 分钟。劳宫为手厥阴心包经之荥穴。《难经·六十八难》云："荥主身热。"可见劳宫作为荥穴有清热宁心之功；涌泉属于足少阴肾经，有滋补肾阴，引热下行之功。两穴配合使用，可收交通心肾、安神定志之效。

以上手法简便易行，失眠患者也可在日常生活中进行自我按摩，以求提高睡眠质量。

第12节

头痛时如何用点穴按摩缓解？

头痛是一个极为复杂的症状，引发的原因很多，临床上有眼源性头痛、耳源性头痛、鼻源性头痛、高血压性头痛、颈源性头痛、偏头痛、丛集性头痛等等。对继发于五官、血压、内分泌疾病所致的头痛，应积极治疗原发病。尤其某些脑血管意外，如蛛网膜下腔出血、脑出血、脑血栓、腔隙性梗死等急重疾病，头痛症状会表现出剧烈和激进的状态，应予以重视，及时就医。

但临床所见头痛，90%以上为紧张性头痛，即由于头颈部肌肉筋膜持久性收缩、受寒、精神紧张所致，以钝痛、紧束、受压感为特征的一类头痛，是伏案工作者常见症状，且与工作强度正相关。

中医按摩有着很好的松筋解肌、活血行气的作用，对于此类头痛有着良好的治疗效果。我从经络走行分布出发，将头痛分为以前额痛为主的阳明经头痛、巅顶痛为主的厥阴经头痛、两侧颞部痛为主的少阳经头痛、枕项痛为主的太阳经头痛等几类，由此形成了以下几个分部点穴方法，简便易行，效果显著。

（1）前额部为主的头痛，指压前额部印堂、攒竹，并按揉手阳明经的合谷穴。

（2）头两侧痛，指压头侧的太阳、风池，并按揉手少阳经的中渚穴。

（3）巅顶痛，指压百会、四神聪，按揉足厥阴经的太冲穴。

（4）枕颈部头痛，指压天柱、风府，按揉属太阳经且通于督脉的后溪穴。

另外，各类头痛均可指压头痛点（前臂曲池与阳溪连线上三分之一和下三分之二交界处）。伴有眼眶疼痛可指压阳白和风池，伴有眼球胀痛指压曲池、风池，伴有头晕头胀可牵拉双耳。

以上只是紧张性头痛发作时的点穴缓解治疗方法，对于长期反复发作或持续的头痛，应进行系统的、综合性的按摩治疗。

第13节

如何使用鼓气聪耳法治疗耳鸣？

耳鸣是指没有相应的外界声源或电刺激，主观上在耳内或颅内有声音感觉。在临床上它既是许多疾病的伴发症状，也是一些严重疾病的首发症状。引起耳鸣的病理机制尚不清楚，其病因也较为复杂，目前认为，听觉系统疾病、心脑血管疾病、自主神经功能紊乱、精神紧张、抑郁、内分泌疾病、外伤、药物中毒、颈椎病、颞颌关节性疾病等都可以成为耳鸣的病因。其症状可出现在单侧或双侧耳朵，也可自觉在颅内鸣响，音调高低不等，既可成持续性发作，也可成间歇性发作。尽管耳鸣不是一种独立的疾病，但它在一定程度上反映了人体的健康状况，严重者可影响到正常的人际交流和睡眠休息，此时应立刻到医院的耳鼻喉科进行相关的检查。对于轻度耳鸣患者，应充分休息，放松心情，调节饮食，症状即可缓解。按摩可在一定程度上缓解症状。

20世纪80年代，我因感冒患上卡他性中耳炎之后，自感耳鸣闷胀感，听力减退，头脑昏沉，前往某医院诊疗后，发现医者用充满水的胶皮囊冲洗鼻咽管后耳鸣等不适症状迅速缓解，受此方法启发，我发明了鼓气聪耳法。

其操作方法是，患者坐位，医者站其旁，患者一手捏紧双侧鼻孔，然后用力向外鼓气并憋住，感觉气体充满了鼻腔与咽腔，同时医者用中指插入患侧耳内做均匀快速的振颤法，片刻后（大约20秒）嘱患者听从医者口令快速松开捏鼻之手，同时医者中指迅速抽出，反复 2~3 遍。患者顿感耳鸣、耳聋减轻，头脑清晰。这是我多年临床实践过程中治疗耳鸣、耳聋等耳部疾患的特殊手法，疗效显著。此法配合点按耳门、听宫、听会、翳风等局部穴位及其他耳部手法，疗效更佳。

鼓气聪耳法治疗耳鸣、耳聋等耳部疾患的原理在于，大多数耳鸣、耳聋等耳部疾患均存在着耳膜内外压力不一致，该法有利于耳膜内外压力的再平衡。该法可以改善耳部微循环，改善耳聋、耳鸣等不适，还可以镇静安神，消除患者紧张情绪。

第 14 节

改善脑供氧的手法有哪些？

现代人伏案工作较多，电脑、手机的使用给颈椎、眼睛带来很大的影响，加之脑力劳动耗氧量大，常常会让人有脑部缺氧感，头晕目眩，思维减慢，精力不易集中，头痛，情绪低落，甚至健忘、失眠。

基于大脑供血供氧系统的特点，我总结出一些简单的手法操作，达到清头明目、醒脑开窍的作用。以下手法在施术时，患者取坐位。

（1）拿提肩井。医者双手同时拿揉患者肩部肩井穴区域，以局部有酸胀感为度。

（2）拨揉颈部两侧肌肉。

（3）拿揉头顶至枕后，并扫散少阳，操作方法为：患者坐位，医者立于其后，一手扶头，另一手手指背面沿侧头部少阳经循行路线进行扫散 1~2 分钟（图 2.14.1）。

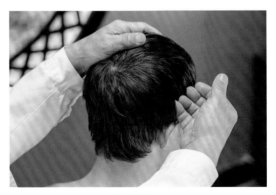

图 2.14.1

（4）自我梳头法。患者双手五指微屈，置于两侧前发际处，自前向后在头皮部缓慢滑动至后发髻处（图 2.14.2）。反复操作 20~30 遍。

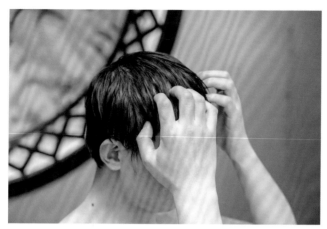

图 2.14.2

（5）按揉锁骨上窝和下窝。手法宜轻柔，以微有酸胀为度。

注意事项

（1）嘱患者经常呼吸新鲜空气，注意情志调畅。

（2）定期进行脑血管相关检查。

（3）适当进行体育锻炼，可自行进行头部按摩，如梳头法，每次20~30遍。

第 15 节

心前区如何定位？疼痛原因有哪些？如何通过按摩缓解？

紧张的工作节奏和不良的生活习惯使得心血管病的发病人群逐渐年轻化，许多人被它夺走了宝贵的生命。心前区疼痛就是突发性心脏病的一个典型症状，近些年来引起了人们的高度重视。要想科学地认识它，我们先要明确心前区的具体位置。

心前区就是指心脏在体表的投影，具体位置是：

（1）左侧第 2 肋软骨下缘，距胸骨左缘 1.2 厘米处。

（2）右侧第 3 肋软骨上缘，距胸骨右缘 1 厘米处。

（3）右侧第 6 胸肋关节处。

（4）左侧第 5 肋间隙，距前正中线约 7~9 厘米处。

为了便于记忆，可以将其概括为"从左到右，2356"。当然，并不是所有的心前区疼痛都预示着心脏疾病的发作，它还可以提示其他相关疾病。调查表明，心前区疼痛中心绞痛占 40.0%，心肌梗死占 15.4%，心包炎占 1.5%，主动脉夹层占 1.5%，肺胸膜病变占 21.5%，心脏神经官能症占 9.2%，消化系统病变占 7.7%，带状疱疹占 3.1%。与成人不同，儿童心前区疼痛由心脏病所致者少见。

推拿按摩对轻度的心前区疼痛有较好的缓解作用，具体手法如下：

（1）指压心脏点（手掌四、五指缝掌侧痛点，经验穴，图 2.15.1）。患者仰卧位，医者站其旁，用一手拇指按压心脏点 1~2 分钟。此穴位于手少阴心经循行路线之上，局部有明显痛点正是心脏疾患的体表反应，刺激该痛点有振奋心阳、通络止痛之功。

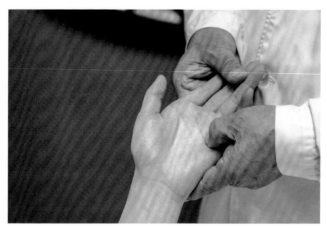

图 2.15.1

（2）按压郄门（郄门穴位于前臂掌侧，曲泽与大陵连线上，大陵上 5 寸）。体位同上，医者随患者呼吸节律，用双手拇指同时按压其双侧郄门穴 1~2 分钟。郄门穴是手厥阴心包经的穴位，而心包又有"代君行令"及"代心受邪"的作用，因此，对心前区疼痛来说，取此穴可收良效。

此外，对于非器质性病变导致的心前区疼痛患者，应该提醒其注意休息，调节饮食，保持良好心态，适度运动，增强体质。疼痛严重的患者应及时服药或立即就医。

心前疼痛要注意，工作生活莫脱力。

饮食清淡少油腻，放松心情改脾气。

按摩妙招要牢记，四五手掌骨缝隙。

心包经上郄门取，时时刻刻帮助你。

第16节

什么是高血压？如何用手法治疗？

高血压是以体循环动脉血压增高为主要特征（收缩压 ≥140mmHg 和 / 或舒张压 ≥90mmHg），可伴有心脑肾等器官功能或器质性损害的临床综合征。作为临床常见病、多发病，它是心脑血管疾病最主要的致病因素之一。目前我国高血压患者人群达 3 亿之多。因其发病率高，知晓率低、服药率低、控制率低，极大地影响了人类的健康。

高血压可分为三期：第一期，舒张压在 90~99mmHg，收缩压 140~159mmHg；第二期，舒张压 100~109mmHg，收缩压 160~179mmHg；第三期，舒张压大于等于 110mmHg，收缩压大于等于 180mmHg。分期级别越高，则患心脑血管的概率越大。在生理情况下每日血压在 6 时至 10 时、16 时至 20 时为最高峰。

中医推拿降血压安全有效，易于操作，现介绍如下。

1. 按揉降压点

患者坐于方凳上，医者站其后，双手点按降压点 1 分钟，以局部产生酸痛感为度。降压点位于太阳穴后 1 横指，上 1 横指，咬牙时有跳动感（图 2.16.1）。

2. 按揉降压沟

医者用手指推降压沟，两指缓慢用力，以局部产生酸痛感为度，推 2 分钟。降压沟位于耳廓背面，在对耳轮上下脚及对耳轮主干在耳背呈"Y"

字形凹陷部（图 2.16.2 ）。

3. 推抹桥弓穴

头偏向一侧，医者用拇指或其余四指自上而下分别从耳后隆起处沿胸锁乳突肌推抹至锁骨内侧端，双侧交替进行（图 2.16.3 ），反复 10~20 次可降压，不可双侧同时推抹。

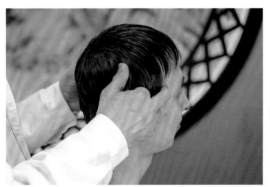

图 2.16.1

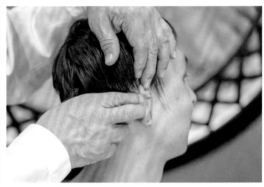

图 2.16.2

配合点按风池、百会、攒竹、曲池、太冲、涌泉等穴位，使之产生酸痛感，效果更佳。

注意事项

患者宜减轻并控制体重，饮食宜清淡、低盐低脂，规律作息，适当运动，戒烟限酒，保持情绪稳定。

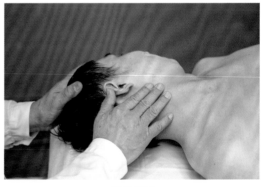

图 2.16.3

第17节

上腹与下腹寒在运用振颤法上有何区别？

振颤法是推拿治疗里寒证的特色手法，具有调理脏腑、温阳散寒的作用。其手形、力向、作用层面因治疗部位与疾病性质的不同而有着多种变化，体现了推拿手法灵活、随证、适应性强的特点。

所谓上腹寒一般多指胃寒证，寒邪客胃，凝滞不通，会出现胃痛、食欲不振、胃脘痞满、畏寒喜暖等症状。此时运用振颤手法，目的在于温胃通腑、行气解痉，因此，手法作用层面应集中于胃脘，而操作面积因胃脘占上腹大部而较大。所以，上腹振颤多用全掌并以中脘穴为中心，即以掌心正对中脘穴，全掌着力。为确保手法力集中于胃脘这一腹腔中上层面，在行手法之前，应先以掌轻压上腹，至微微感觉到腹主动脉搏动时，保持这一压力层面，施以振颤手法即可。注意，不必按压过深，如感到腹主动脉强力搏动，则需稍松收回力，否则振颤层面过深，患者胃脘受力，会有明显不适，影响疗效。

下腹寒多见于肾阳不足、虚寒体弱者。如男性腰膝酸冷、夜尿频多、畏寒、阳痿，女性畏寒肢冷、痛经、宫寒不孕等。患者多触之冰凉、久按不温、喜暖恶寒。此处振颤手法以温补肾阳、益火培元为目的，因此操作上作用层面应深入腰脊并维持积蓄。在手形上，下腹寒多用掌根或中指，取穴多以关元穴为中心。其技巧是，先以掌根或食指和中指按压于关元穴，向脐后命门方向深按，至感觉到脊柱前缘后，微松收回力2~3分，保持这一层面和方向，施以振颤。

　　上述手法配合以摩腹、拿腹效果更佳。虽振颤法不以按压起效，但为保持作用层面的稳定，也须迎随患者的呼吸而在操作中有所微调，这需要医者很好地感知力和控制力。这也是手法功力的一个体现，需要反复琢磨，多加练习。

治疗尿频有何妙招？

排尿是人体正常的生理现象。正常人大约 24 小时排尿 6~8 次，夜间 1~2 次，总排尿量为 1500~2000 毫升，凡排尿超过以上次数的称为尿频。

西医认为，以下几个原因可以导致尿频。

1. 尿量增加

尿量增加时，排尿次数亦会相应增多。生理情况下，如大量饮水、吃西瓜、喝啤酒，由于饮水量增加，通过肾脏的调节作用，尿量增多，排尿次数亦增多，便出现尿频。病理情况下，如部分糖尿病、尿崩症患者饮水多，尿量多，排尿次数也多，但均无排尿不适的感觉。

2. 炎症刺激

膀胱有炎症时，尿意中枢处于兴奋状态，导致尿频，并且尿量减少。因此，尿频是膀胱炎的一个重要症状，对急性膀胱炎、结核性膀胱炎而言尤为明显。

3. 排尿功能障碍

某些因素，例如前列腺炎，可引起尿道括约肌过度收缩，导致膀胱出口梗阻与残余尿形成，造成尿液反流入前列腺，不仅可将病原体带入，也可直接刺激前列腺，诱发无菌性前列腺炎，引起排尿异常。

4. 非炎症刺激

如尿路结石、异物，通常以尿频为主要表现。

5.膀胱容量减少

如膀胱占位性病变、结核性膀胱挛缩或较大的膀胱结石等，女性妊娠期时也会出现尿频。

6.精神神经性

尿频仅见于白昼，或夜间入睡前，常属精神紧张或见于癔病患者。

中医认为，尿频多因肾气不固，膀胱失司，导致小便不固，尿量增加。通过多年的临床观察，我发现按摩以下两个穴位对尿频有很好的治疗作用。

（1）中极穴。此穴为膀胱之募穴，可调节膀胱气化功能，本病因膀胱失司所致，点按中极穴有着很好的疗效。

（2）夜尿点。该点位于手小指掌面远端指节横纹中点处（图 2.18.1），为手针穴位，其位于手太阳小肠经的循行路线上，对调节小肠的生理功能有很好的作用。小肠主液，有调节大小便的作用，且手太阳小肠经与足太阳膀胱经为同名经，脉气相通，因此，揉按此穴对尿频有很好的治疗效果。

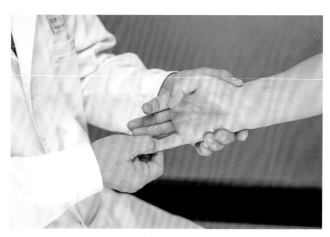

图 2.18.1

人们在日常生活中应积极参与体育锻炼，运动可以加快新陈代谢速率，排除体内毒素。同时要注意饮食，调节好个人的精神状态，以利于缓解尿频。

按摩减肥如何度过平台期？有何特色手法？

　　单纯性肥胖所引发的健康问题越来越受到人们的重视，但减肥不是一件容易的事，多数会经历漫长的平台期。所谓平台期，是减肥者在大约第一个月通过节食、运动后体重会迅速下降 3~5 千克。但此后，同样的措施下，体重不会明显变化，身体进入一个新的平衡状态。只有迅速度过这一平台期，保持体重持续稳定的下降，才能实现标准体重。很多减肥失败者就是因为这个平台期过长，难以坚持。我们可以使用 BMI 指数（体质指数）对成人体重进行评估，计算方法是用体重除以身高的平方，得到的数值在 18.5~23.9 属于正常，低于 18.5 属过轻，24~27 属过重，28~32 属肥胖，高于 32 属严重肥胖。我们还可以使用一些方法对体型和体重进行评估测量，人体仰卧时，上腹部平面不超过肋弓和剑突，下腹部平面不超过髂嵴与耻骨联合的高度。测量腰围时，量尺应绕腰部一周且量尺高度应高于脐平面 1 厘米。一般而言，成年男性腰围不超过 90 厘米，成年女性腰围不超过 80 厘米，超过以上标准者为向心性肥胖。肥胖大多因饮食不合理（如过量摄入肥甘厚味）、缺乏适当的体能运动所导致。肥胖易导致心脑血管疾病、高血压、糖尿病等，因此必须引起重视。

　　推拿可以帮助减肥者迅速度过这一平台期，这也是推拿减肥的优势之一。推拿是标本并重的疗法，从本质而言，肥胖是由于脾胃功能失常、痰湿内蕴而成。推拿的脏腑手法是调理脾胃功能的有效手段之一。从外在表现而言，肥胖者脂肪堆积，推拿手法直接作用于形体，有加速脂肪代谢，促进脂肪转运分解的作用。实践也证明，推拿作为减肥方法之一，越来越为人们所接受。

对于脾胃疾病，治本需要一个较长的疗程，但如果减肥过慢或平台期过长，会影响患者的信心和依从性，因此，对于推拿减肥来说，一定的治疗节奏和程序是十分重要的。推拿减肥可参照以下方法：

（1）运用腹部按摩清热和胃手法，同时科学饮食并加强运动，逐渐减少高热量食物的摄入，增加消耗，如此 1~2 个月，体重会显著减轻。

（2）在平台期，体重不再明显下降，改用消脂通脉手法，通利三焦。常用手法为全身按揉捻捏或踩跷，加速脂肪代谢和分解，并依身体状况进一步控制饮食。此期约 1~2 个月，体重会进一步减轻。

（3）减重减缓后，改用健脾和胃手法，以腹部按摩为主，辅助上述消脂通脉手法，缓慢减重 2~3 个月，减肥多可成功。此后，还需半年至一年的维持治疗，以防反弹。

肥胖对健康影响极大，但减肥一定要科学有序，单纯的禁食和剧烈运动可能会在短时间内迅速减重，但对身体多有伤害，不是中医所提倡的。

第三章

妇科疾病

乳腺增生如何分区触诊？

因经前乳腺组织充血，乳房肿胀，易于判断错误，故乳腺增生的最佳触诊时间为月经之后 7~10 天。

乳房可分为 6 个区：包括：（1）内上象限；（2）内下象限；（3）外下象限；（4）外上象限；（5）乳晕区；（6）乳腺尾叶及腋窝区。

检查乳房时，患者可采取平卧位或坐立位，尽量放松。检查乳腺常使用食指、中指、无名指三指触摸法，医者三指并拢，以指腹轻压，左手查右乳，右手查左乳，不应抓捏，按内上象限→内下象限→外下象限→外上象限→乳晕区→乳腺尾叶及腋窝区顺序检查。

检查内容包括：乳房有无压痛，肿块部位、大小、形状、硬度、活动度、表面是否光滑、边界是否清楚、有无粘连，腋下有无淋巴肿大等。最后轻挤乳头，注意有无异常分泌物。

乳腺增生分哪些类型？如何鉴别乳腺癌？

乳腺增生中医称为乳癖，是与内分泌相关的非炎症、非肿瘤的腺内组织增生性疾病。临床上的特点为：乳房部出现胀满疼痛，疼痛时轻时重，肿块隐结于乳房内部不容易被发现。

中医学认为，乳癖多因情志内伤，肝郁痰凝，或因肝肾不足，冲任失调，痰湿内结所致。其中医分型主要包括肝郁痰凝和冲任失调两类。

肝郁痰凝型：多见于青壮年妇女。其特点为乳房肿块随喜怒消长，伴有胸闷胁胀，善郁易怒，失眠多梦，心烦口苦。舌苔薄黄，脉弦滑。

冲任失调型：多见于中年妇女。乳房肿块月经前加重，经后缓减。常伴有腰酸乏力，神疲倦怠，月经先后失调，量少色淡，或经闭。舌淡苔白，脉沉细。

乳腺增生是中青年妇女的常见病和多发病，病程较长，少数病例可发生癌变，需认真鉴别。由于两者都伴有乳房肿块，普通患者往往难以鉴别，以下介绍几种简单的自我鉴别方法。

1. 通过肿块的性状来鉴别

乳腺增生：一般乳房肿块质地较软，或中等硬度，肿块多为双侧多发，大小不一，可为结节状、片块状或颗粒状，活动度好，与皮肤及周围组织无粘连，肿块的大小性状常随月经周期及情绪变化而发生变化，肿块生长缓慢，好发于中青年女性。

乳腺癌：一般乳房肿块质地较硬，严重者坚硬如石，肿块大多为单侧单发，肿块可呈圆形、卵圆形或不规则形，可长到很大，活动度差，易与皮肤及周围组织发生粘连，肿块与月经周期及情绪变化无关，可在短时间内迅速增大，多发于中老年女性。

2. 通过疼痛来鉴别

乳腺增生的疼痛特点往往呈散在性，疼痛常随月经周期及情绪变化而发生变化，且多位于广泛分布的疙瘩状结节上，疼痛明显；而乳腺癌往往呈孤立、相对固定的无痛性肿块，乳腺癌后期可影响到外面的包膜或累及皮肤而引起疼痛，疼痛与月经周期及情绪变化关系不大。

3. 观察乳房局部皮肤的改变

乳腺癌患者局部皮肤可出现橘皮征或内陷的酒窝征，乳头亦可出现内陷，这都是乳腺癌的一些特征性表现。

4. 乳头溢液

乳腺增生偶有乳头溢液，溢液多为黄色、黄绿色或无色浆液性液体。少数乳腺癌患者乳头流出血性或浆液性液体，为管内癌的早期表现。

有以上症状者，应及时到专科医院明确诊断。临床通过红外线扫描、B超或X线钼靶摄片检查，不难确诊。应早诊断，早治疗，切不可贻误时机，使病情恶化。

第3节

按摩治疗乳腺增生的要点是什么？

针对乳腺增生，按摩临床主要从以下四个方面施治。

（1）背部操作：以胸1至两侧足太阳经第一、第二侧线为主进行按揉。然后点按与乳腺相对应的天宗、厥阴俞、肩井、肝俞等穴。其中，厥阴俞、天宗为治疗本症要穴，每穴点按1分钟。

（2）上肢操作：拿揉腋前筋，点按臂中、中府、极泉等穴，以改善乳腺内循环。然后反复拿揉手三阴经循行部位，以手厥阴、手少阴为主，因三经均行于胸乳部位，经脉所过，主治所及。

（3）腹部操作：乳腺增生属痰气交结所至，脾为生痰之源，故健脾和胃、理气化湿是治疗本病的基础手法之一。常用手法有摩腹、开三门、拿腹肌、全腹按揉等。点按中脘、天枢、大横、章门等穴位。

（4）下肢操作：足之三阴均上行于胸胁，且均具理气化痰、开郁培元的功效。故采用远端取穴法，主要有拇指交替连续按压阴陵泉至三阴交，点按足三里、丰隆、太冲穴等。

此方法是我通过长期临床实践总结而成，操作简便，不刺激乳腺局部，疗效显著，大多数患者经过一至二个疗程的治疗，再进行B超或X线检查，可发现包块减小或消失，尤其对治疗乳痛有明显效果。

更年期综合征可以用按摩治疗吗？

女性五十岁左右进入绝经期，由于内分泌功能的紊乱，会出现一系列不适与症状，如失眠、郁怒、烦躁、多汗、烘热、血压波动、血糖波动、周身酸痛、眩晕、耳鸣等。这被称为更年期综合征，又称绝经期前后诸症。

更年期综合征由于症状复杂，时常变化，成为临床难题。通过治疗实践，人们逐渐发现，具有中医学平和中正特点、全面调理脏腑功能并协调诸脏腑经脉关系的推拿，在这一疾病的治疗上有着独特的功效，是治疗更年期综合征，帮助女性顺利度过绝经期的好方法。

中医认为，更年期诸症并非某一脏、某一腑的损伤或功能失常，而是在天癸渐衰的情况下各脏腑功能失衡、功能间原有的协调关系被破坏，新的协作平衡关系重新建立过程中出现的整体的波动状态，即中医所谓的失和。这一失和不仅涉及脏腑，如心肾不交、肝阳上亢、肝脾不和、胆热扰胃等，还广泛影响着营卫交替、经脉循行、三焦通利等，因而患者的症状也复杂多变、时轻时重。因此，虽然更年期诸症表面看起来纷杂无序，但若从脏腑、经脉、形体间的和谐关系上进行分析，就纲举目张了。

而在中医诸多治疗方法中，推拿是最具和法作用的疗法之一，推拿治疗讲求平补平泻，其行外达内、间接治疗的特点也使其先天具有和解内外的特性。推拿的脏腑治疗手法，其路径就是外作用于形体、通过经脉气血运行入里，影响脏腑功能，其疗法性质就是调和的，是以协调内外，尤其形体—经脉—脏腑为基础的。以推拿的和法属性治疗更年期综合征的失和状态，是符合医理的。

临床推拿治疗本症多从以下几方面入手综合调理：

（1）腹部按摩，和运中焦，疏肝和胃，温阳益肾，协调阴阳。

（2）背部按摩，宣肺宁心，清热敛汗，和解营卫。

（3）腰骶按摩，益肾敛阴，纳气归元。

（4）头部按摩，清头明目，醒脑安神。

（5）四肢按摩，疏通经络气血，调和气血诸脉。

实践证明，上述平补平泻的推拿治疗手法对更年期综合征有着良好的疗效，尤其是治疗中的舒适和谐，更易为患者接受。当然，对于某些更年期反应剧烈、出现严重睡眠障碍和精神症状的患者，则需要使用更多的药物调节内分泌和激素水平并镇静安神，此时推拿可以作为辅助疗法配合。

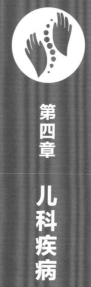

第四章

儿科疾病

第1节

儿童多动综合征也能用按摩治疗吗?

儿童多动症是指儿童注意力不集中,自制力差,活动过多,情绪不稳,并伴有不同程度的学习障碍,而智力正常的行为障碍性疾病。本病多见于学龄期儿童,发病与遗传、环境、教育、产伤等有一定关系。患病率为3%~5%,男女比例(4~9):1。小儿多动症属于中医的"躁动""妄动"等范畴,主要病机是阴虚阳亢、肝旺脾虚和痰瘀内阻等。

该病主要临床表现为:

(1)起病于7岁前,至少持续6个月。

(2)注意力缺陷:此类患儿注意力集中时间短暂,注意力易分散,常常不能把无关的刺激过滤掉,对各种刺激都会产生反应。做事时也常常不注意细节,常因粗心大意而出错,经常有意回避或不愿意从事需要较长时间集中精力的任务,常常丢三落四,遗失自己的物品或好忘事,与人交流时心不在焉,似听非听等。

(3)过度活动:这是指与同年龄、同性别大多数儿童比,患儿的活动水平超出了与其发育相适应的应有的水平。该病多起始于幼儿早期,但也有部分患儿起始于婴儿期。在婴儿期,患儿表现为格外活泼,爱从摇篮或小车里向外爬,刚开始走路时,往往以跑带步。在幼儿期,患儿表现为好动,坐不住,爱登高爬低,翻箱倒柜,难以安静地玩耍、做事。上学后,因受到纪律等约束,患儿表现更为突出,上课坐不住,在座位上扭来扭去，小动作多，与同学说话，甚至离开座位；下课后招惹同学，话多，好奔跑喧闹，难以安静地玩耍。进入青春期后，小动作减少，但主观上会感到坐立不安。

（4）好冲动：患儿做事较冲动，不考虑后果。情绪不稳定，容易过度兴奋，也容易不耐烦、发脾气或哭闹，甚至出现反抗和攻击性行为。

（5）认知障碍和学习障碍：部分患儿存在空间知觉障碍、视觉转换障碍等。虽然智力正常或接近正常，但由于存在注意力障碍、活动过度和认知障碍，患儿常常出现学习困难，学业成绩明显落后于智力应有的水平。

（6）焦虑和抑郁：部分患儿因受到老师或同学、家长的排斥而出现焦虑和抑郁。

该病按摩治疗方法如下。

主要手法：摩法、揉法、颤法、推法、拿法、点法、按法、拨法、切法等。

操作部位及穴位：头部、手部、下肢部，心经、肝经，合谷、涌泉、百会、四神聪、太冲、精宁、威灵等穴。

推拿手法

治则：肝肾阴虚宜滋阴潜阳，肝风内动宜平肝息风，心脾两虚宜调补气血，痰瘀上蒙清窍宜豁痰化瘀、醒脑开窍。

（1）清心经（图4.1.1）、清肝经（图4.1.2）3~5分钟，推涌泉（图4.1.3）（操作：两手拇指置于双侧涌泉，分别摩、揉、点各30~40秒钟，捣10次左右，搓擦令热），掐太冲（图4.1.4）10次。

（2）百会推拿法（图4.1.5）：以拇指或食指、中指、无名指三指并拢，于百会穴行摩法、揉法、颤法、推法，约8分钟。

（3）点四神聪（图4.1.6）：以两手拇指先点左右，再点前后共四个神

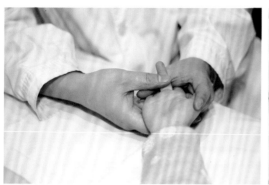

图 4.1.1

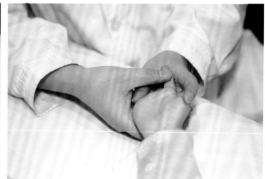

图 4.1.2

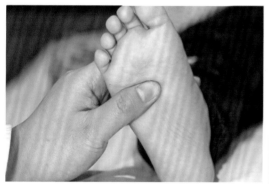

图 4.1.3

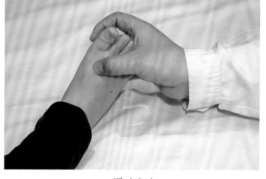

图 4.1.4

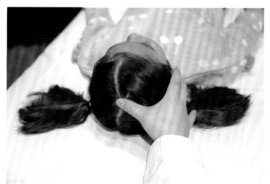

图 4.1.5

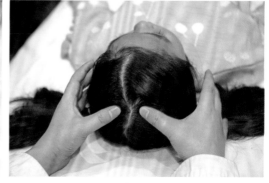

图 4.1.6

聪各10次。

（4）轻叩头（图4.1.7）：十指呈爪状，快速叩击头部约1分钟；中指紧贴头部，食指指腹置于中指背，食指快速从中指背上滑下，击打头部，约1分钟。扫散少阳经（图4.1.8），双手十指呈爪状，置于头之两侧快速来回扫动约1分钟。

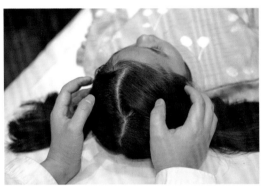

图 4.1.7

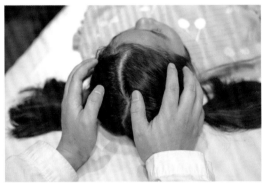

图 4.1.8

辨证施治

1. 有肝肾阴虚症状者

治则：滋阴潜阳。

第一步配合第二步，以第一步为主。加头面四大手法：开天门24次，推坎宫64次，揉太阳1~2分钟，耳背高骨3揉1掐约50遍，以调整天人和脏腑阴阳；点三阴交10次，掐揉二马1~2分钟，补肾经2~3分钟，以滋养肝肾；水底捞月20次，以清虚热、潜阳制动。

2. 有脾虚肝旺症状者

治则：平肝息风，健脾化痰。

第一步和第二步并重。加掐精威：两手拇指同时掐精宁穴和威灵穴10次，掐皮罢穴（指甲根尺侧1分）10次，掐揉五指节穴10次，以镇惊止多动。振目上眠：揉 3 振 1，约 1 分钟。振头四方：分别振头之前后和两侧四个方向，每侧振 10 次，以平肝镇静；补脾经 2~3 分钟，以补脾土；推上三关 2~3 分钟，以温补。

3. 有痰火扰心症状者

治则：清热豁痰。

第一步和第二步配合，以第二步为主。加顺气化痰之运内八卦：顺运 1~2 分钟；清心除烦之清天河水 2~3 分钟与水底捞月 10 次。开胸散结化痰之揉膻中并乳旁、乳根：食指、中指、无名指三指同时揉膻中与乳旁和乳根三穴 1~3 分钟；豁痰醒神之拿承山 10 次。

4. 有清窍蒙闭症状者

治则：醒脑开窍，豁痰化瘀。

第一步配合第二步，以第二步为主。加调五脏（又叫调五经）：两手各 8~10 遍，以调脏腑气血阴阳，杜绝生痰之源，并开窍醒神；揉太阳穴 2~3 分钟，拿风池穴 1 分钟和振脑门揉 3 振 1，并拳叩颈椎以改善大脑供血，有助于大脑发育和功能建立；拿血海 20~30 次，以行气、活血化瘀；捏脊 3~9 遍，健脾胃、化食积与消痰浊。

注意事项

（1）手法要柔和，切忌用暴力。

（2）每日要进行集中注意力的训练。

小儿踝关节扭伤应如何处理？

踝关节扭伤是指踝关节向内或向外过度翻转，使踝部韧带、关节囊等受到强大的张力而损伤。好发部位以外侧损伤多见。

踝关节扭伤的患儿根据不同的损伤部位可有不同的临床表现：

（1）外侧韧带损伤：踝外侧疼痛、肿胀、走路跛行，有时可见皮下瘀血，外侧韧带部位有压痛，足内翻时，引起外侧韧带部位疼痛加剧。由于失去外侧韧带的控制，可出现异常内翻活动度。内翻位摄片时，胫距关节面的倾斜度远远超过 5°~10° 的正常范围，伤侧关节间隙增宽。

（2）内侧韧带损伤：其临床表现与外侧韧带损伤相似，但位置和方向相反。表现为内侧韧带部位疼痛、肿胀、压痛，足外翻时，引起内侧韧带部位疼痛，可有撕脱、骨折。

此外，本病有急慢性之分，急性期踝部明显肿胀疼痛，不能着地，皮肤有的呈紫色，踝关节内翻或外翻受限，以内翻受限多见。若未及时治疗，可能会遗留外踝卜方慢性疼痛。

踝关节扭伤后，运用按摩治疗是有效的方法之一。主要手法有：揉法、理法、点法、按法、拔伸法等。

操作部位及穴位：小腿部、踝部以及委中、足三里、阳陵泉、昆仑、太溪等穴位。

具体操作步骤如下。

1. 急性期

对急性期踝部损伤，有明显肿胀疼痛，不能着地，发病时间在 24~48 小时内者，治疗时应以远端取穴或冷敷为主。24~48 小时后方可在局部施术。

（1）患儿仰卧位（下同），医者揉、理踝关节周围的肌腱约 3~5 分钟。

（2）掌揉小腿前外侧及后侧 5~7 分钟。

（3）一手握足跟，一手握足掌向下轻轻垂直牵拉 10~20 次。

（4）点按委中、足三里、阳陵泉、昆仑、太溪等穴位。

2. 陈旧性损伤

在急性期手法基础上，着重拨揉损伤踝部周围的硬结及条索状物。

操作时应注意以下几点：

（1）治疗手法宜轻柔，不宜暴力。

（2）受伤局部注意保暖，减少活动。

（3）休息时踝部放置要高于臀部，利于肿胀消退，肿胀重者，可以用土豆片贴敷患处。

第3节

什么是小儿特发性脊柱侧弯？按摩治疗的方法是什么？

脊柱侧弯以脊柱的某一段持久地偏离身体中线，使脊柱向侧方突出呈弧形或 S 形为主要表现的疾病。脊柱的某一段偏离中线，形成曲线，称脊柱侧突。侧突畸形可与超过生理性侧突或后突畸形同时存在，侧突的椎体伴有旋转畸形，侧突程度越大，旋转越严重，使肋骨和胸廓变形，两侧不对称，严重影响心肺功能。产生侧突的原因很多，但 80% 以上是原因不明的特发性脊柱侧突，幼年及少年多发，女性多于男性。

本病主要表现为：

（1）剃刀背畸形。

（2）两肩及两侧髂前上棘不等高，胸廓不对称。

（3）内脏压迫症状：最主要的是循环系统的压迫，心脏移位，心功能受限，心跳加速。其次是肺活量减少，呼吸加速。消化系统受压而致消化不良、食欲不振，神经系统方面可产生神经根性疼痛及脊髓麻痹症。

按摩治疗方法如下。

主要手法：揉法、扳法、按法、推法等。

操作部位及穴位：脊柱，脾俞、胃俞、命门、中脘、气海、肝俞、肾俞、太冲、三阴交等穴。

常规手法

治疗手法：以左侧凹陷、右侧凸出为例。

（1）患儿仰卧位，掌揉胸大肌、三角肌3~5遍，以左侧为主。

（2）患者右侧卧位，令助手将患儿左臂上拉，医者掌揉腋下、胸壁外侧，多指拿揉肩胛骨外侧缘3~5遍。

（3）患儿俯卧位，医者掌揉背部肩胛区，令助手将患儿左臂上拉，医者掌揉大、小圆肌处3~5遍。

（4）医者多指点推脊柱两侧，自上而下由大椎穴至第一腰椎3~5遍，以左侧为主。

（5）复位法。

• 胸椎复位。以胸椎棘突向右侧侧弯为例，患儿俯卧位，医者站其旁，将双手掌（以右手掌根朝前，左手掌根朝后）置于脊柱侧弯最高点的两侧，令患儿深吸气，在呼气将结束时，双掌同时垂直向下用力，此时双掌可有复位感，或可听到响声，即可复位。

• 腰椎复位。以腰椎棘突向右侧侧弯为例，患儿侧卧位，右侧在上，呈跑步姿势，医者站其前，将右肘放于患儿肩前部，左肘放于患儿骶骨后方，双手拇指重叠放于脊柱侧弯的最高点，以此为支点，两臂向相反方向用力，此时拇指可有复位感，或听到响声，即可复位。

分型施治

（1）脾气虚弱：点揉脾俞、胃俞、命门、中脘、气海穴。

（2）肝肾不足：点揉肝俞、肾俞、太冲、三阴交穴。

治疗中须注意：

（1）手法要柔和，切忌用暴力。

（2）行扳法时，注意将周围肌肉充分放松，同时患儿也要放松，医者两手或两前臂用力要均衡，避免肌肉拉伤。

（3）患儿平时尽量端正坐姿，养成良好的习惯。

第4节

小儿汗证是怎么回事？

汗证是一种以不正常出汗为主的病症，即小儿在安静状态下，日常环境中，全身或局部出汗过多，甚则大汗淋漓。多发生于5岁以下小儿。

汗液是由皮肤排出的一种津液，能润泽皮肤，调和营卫，清除废秽。小儿由于形气未充，腠理疏薄，在日常生活中，天气炎热，或衣被过厚，或喂奶过急，或剧烈运动，都较成人容易出汗，若无其他疾苦，不属病态。小儿汗证有自汗、盗汗之分。睡中出汗，醒时汗止者，称盗汗；不分寤寐，无故汗出者，称自汗。盗汗多为阴虚，自汗多为阳虚。但小儿汗证往往自汗、盗汗并见，故在辨别其阴阳属性时还应考虑其他症候。本节主要讨论小儿无故自汗盗汗，至于因温热病引起的出汗，或属重急病阴竭阳脱、亡阳大汗者均不在此列。

小儿汗证多属西医的自主神经功能紊乱，而维生素D缺乏性佝偻病及结核感染也常以多汗为主症，临证当注意鉴别，及时明确诊断，以免贻误治疗。表虚不固者，常有自汗、盗汗。而小儿汗多，若未能及时拭干，又易于着凉，造成呼吸道感染发病。

汗证多属虚证。自汗以气虚、阳虚为主，盗汗以阴虚、血虚为主。病因病机主要包含以下几点。

1. 湿热蒸迫

自汗或盗汗，以头及四肢为主，汗黄、酸臭，口气臭秽，烦躁，睡眠不安，大便干结，小便黄少，舌质红，苔黄腻，脉滑数。

2. 表虚不固

以自汗为主，兼有盗汗，出汗遍及全身，动则更甚，面色少华，食少，四肢欠温，平常反复感冒，舌淡少苔，脉细弱。

3. 气阴两虚

潮热盗汗，烦躁，形体消瘦，口渴喜饮，舌红少苔或花剥苔，脉细数或细弱。

主要治疗手法

1. 湿热蒸迫

治则：清热利湿。

处方：揉肾顶，捏脊，补肺经、补脾经，分手阴阳，清胃经、清肝经、清天河水、清天柱骨，退六腑，揉曲池、箕门。

2. 表虚不固

治则：益气固表。

处方：揉肾顶，捏脊，补肺经、补脾经，分手阴阳，推三关，揉百会、膻中、肺俞。

3. 气阴两虚

治则：补气益阴。

处方：揉肾顶，捏脊，补肺经、补脾经，分手阴阳，补肾经，揉二马，运内劳宫，揉涌泉、太溪、复溜，擦八髎。

小儿腓总神经损伤是怎么发生的？其治疗手法是什么？

腓总神经损伤是由于外伤（多在腘窝部或腓骨小头）而导致小腿前外侧伸肌麻痹的疾病。

腓总神经损伤主要表现为足下垂。若腓总神经深支受损，则足趾背屈力弱，1、2趾之间的皮肤感觉减退或消失。浅支受损，则出现足下垂伴轻度内翻及小腿外侧和足背侧皮肤感觉减退或消失，跟腱反射常保留，走路时呈跨阈步态。

本病有以下特征：

（1）有外源性损伤史；

（2）踝关节背伸及伸趾功能障碍；

（3）小腿外侧面和足背感觉缺失；

（4）肌电图显示腓神经损伤。

通过以下几点，我们可以对本病确诊：

（1）患侧足下垂，足不能背屈，趾屈曲，马蹄内翻足，跨跃步态；

（2）小腿外侧及足背皮肤感觉障碍，病程长者可有胫骨前肌等伸肌群萎缩；

（3）有外伤或针刺或注射不当史；

（4）肌电图支持诊断等。

手法治疗对本病疗效较好，方法如下。

主要手法：揉法、拿法、点法、按法、拨法、运动关节等。

操作部位及穴位：下肢，小腿部以及腰阳关、肾俞、环跳、委中、足三里、阳陵泉、昆仑、太溪等穴位。

操作步骤

1. 患儿仰卧位

用多指拿揉股四头肌，反复施术 3~5 遍。

拇指拨揉小腿外侧肌群，以胫前肌和腓骨长短肌为主，反复施术 3~5 遍。

掌揉足背外侧肌群，反复施术 3~5 遍，点绝骨、解溪、申脉等穴位。

按揉各脚趾远端，一手点按丘墟穴，一手做踝关节背屈动法。

2. 患儿俯卧位

掌揉腰骶部及臀大肌。点揉腰阳关、肾俞、环跳等穴位。

多指拿揉大腿后侧肌群，点按承扶、殷门等穴位。

点委中穴，顺势做膝关节的被动运动，拿揉腓肠肌，点按承山穴。

一手拇指和食指点按昆仑穴、太溪穴，一手做踝关节的被动运动，揉、擦涌泉穴。

本病还可以配合针刺、艾灸、中药内服等疗法综合施治。根据英国医学研究院神经外伤学会制定的神经功能愈合标准（MCRR 标准），可以从以下几方面评定疗效：

优：肌力、感觉 4 级以上（M4S4）；

良：肌力、感觉 3 级（M3S3）；

可：肌力、感觉 2 级（M2S2）；

差：肌力、感觉 1 级以下（M0-1S0-1）。

第6节

小儿便秘大多是什么原因引起？能够通过按摩治疗吗？

便秘是症状而不是疾病，指排便次数减少，粪便量减少，大便干硬，排便费力等症状，通常每周小于 3 次即为便秘。

西医将便秘主要分为功能性便秘和非功能性便秘。非功能性便秘主要由以下几种因素引起。

（1）肠管器质性病变：肿瘤、炎症或其他原因引起的肠腔狭窄或梗阻。

（2）直肠肛门病变：直肠内脱垂、痔疮、直肠前膨出、耻骨直肠肌肥厚、耻直分离、盆底病等。

（3）内分泌或代谢性疾病：糖尿病、甲状腺功能低下、甲状旁腺疾病等。

（4）系统性疾病：硬皮病、红斑狼疮等。

（5）神经系统疾病：中枢性脑部疾患、脑卒中、多发硬化、脊髓损伤以及周围神经病变等。

（6）肠管平滑肌或神经源性病变。

（7）结肠神经肌肉病变：假性肠梗阻、先天性巨结肠、巨直肠等。

（8）神经心理障碍。

（9）药物性因素：铁剂、阿片类药物、抗抑郁药、抗帕金森病药、钙通道拮抗剂、利尿剂以及抗组织胺药等。

如果便秘无上述明确病因，称为功能性便秘。在有便秘史的人群中，功能性便秘约占 50%，小儿便秘大多属功能性便秘。

本病中医辨证包含以下几种：

（1）燥热内结：排便次数减少，间隔延长，粪质干硬，时有少量鲜血，难于排出。

（2）乳食积滞：大便干燥坚硬，伴有腹胀腹痛，心烦，睡眠不安，食欲减退。

（3）气血两虚：虽有便意，大便也不干硬，但排出不畅，量也不多，需要强力努挣，仍然难下，伴有虚弱表现。

治疗的手法如下。

1. 燥热内结

治则：清热润肠通便。

处方：清大肠（图 4.6.1）、清胃经（图 4.6.2）、清心经（图 4.1.1）、清肺经（图 4.6.3）、揉上马（图 4.6.4）、揉膊阳池（图 4.6.5）、退六腑（图 4.6.6）、清天河水（图 4.6.7）、推下七节骨（图 4.6.8）。

2. 乳食积滞

治则：消积导滞清热通便。

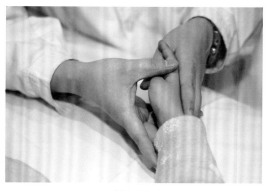

图 4.6.1

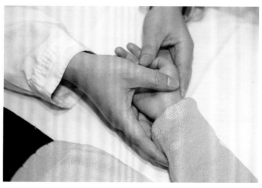

图 4.6.2

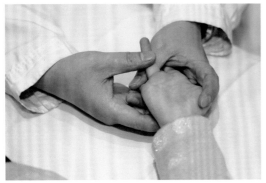

图 4.6.3

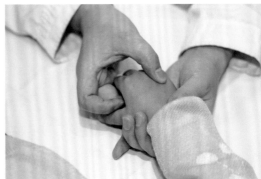

图 4.6.4

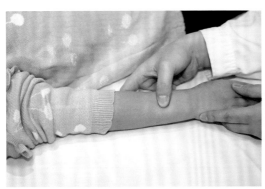

图 4.6.5

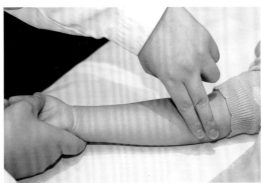

图 4.6.6

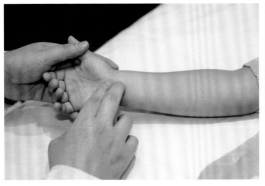

图 4.6.7

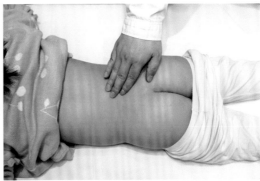

图 4.6.8

处方：补脾经（图4.6.9）、揉板门（图4.6.10）、清大肠、揉膊阳池、运内八卦（图4.6.11）、退六腑、揉中脘（图4.6.12）、按揉足三里（图4.6.13）、摩腹（图4.6.14）、推下七节骨。

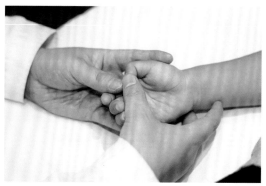
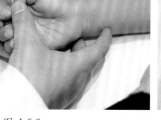

图4.6.9　　　　　　　　　　　　　　　图4.6.10

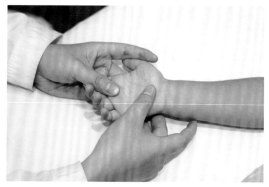

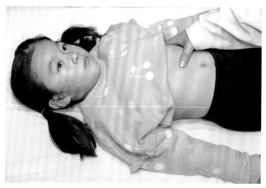

图4.6.11　　　　　　　　　　　　　　　图4.6.12

3. 气血两虚

治则：益气养血润肠通便。

处方：补脾经、推三关（图4.6.15）、揉中脘、揉足三里、揉上马、补肾经、揉脾俞和肾俞、捏脊。

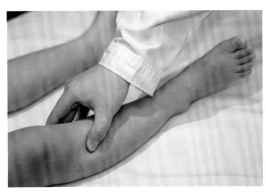

图 4.6.13

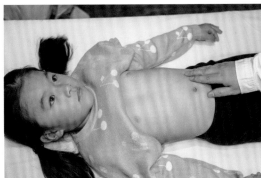

图 4.6.14

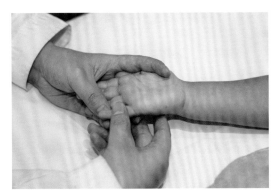

图 4.6.15

第7节

小儿狭窄性腱鞘炎多发生在哪些部位？如何治疗？

狭窄性腱鞘炎又称弹响指、扳机指。小儿的指部腱鞘炎主要见于拇指，发病率为 0.05%，拇长屈肌腱在腱鞘内滑动受阻，被动活动时出现阻挡感。其病因为先天性或后天获得性尚有明显争议，可能与其解剖结构（籽骨、腱鞘、肌腱）异常有关。其余手指的扳机指罕见，多合并其他代谢性疾病或不同的原因。

症状多出现于儿童 6 个月至 1 岁时，主要表现为拇指固定于屈曲畸形位，被动活动也不能使其伸直，掌指关节掌侧可触及明显的硬结。

本病按摩治疗疗效颇佳，易于接受，主要方法如下。

主要手法：揉法、理法、扳法、点法、按法、拔伸法等。

操作部位及穴位：腕部以及肺俞、曲池、手三里、合谷、鱼际等穴位。

操作步骤

手法治疗可以概括为牵、旋、理、压和远端配穴。

（1）牵：是牵拉拔伸。医者一手握患手手腕，另一手拇指与食指捏住患指的第一指间关节，中指压于患指背面进行垂直牵引 3~5 分钟。

（2）旋：是指旋转。保持上法的体位，使患指关节做环转、研磨运动约 10~20 次。

（3）理：是指理顺。医者一手握患者手腕，另一手拇指与食指揉、理患指肌腱 3~5 分钟。

（4）压：患手掌心向下，将不能屈伸的手指放在平且硬的桌面或者治疗床上，医者用大鱼际按压患指背面 3~5 分钟。远端配穴根据患指所属经络选穴。如拇指选肺俞、曲池、鱼际等穴。

注意事项

治疗期间患处避免过度屈伸活动，并要注意保暖。

第8节

小儿桡骨小头半脱位是怎么回事？如何复位？

桡骨小头半脱位又称牵拉肘，属骨错缝范畴，多因小儿肘关节伸直和前臂旋前时受到过度牵拉引起环状韧带滑脱。此病以2~5岁小儿最为多见，常常由手牵小儿时小儿跌倒、帮脱衣服时过度拖拉、自身翻滚时压住上肢、严重甩手等引发。

该病的主要临床表现为患儿哭闹，不愿他人触碰患肢，拒绝拾物持物，肘关节无肿胀或轻度肿胀，耸肩，肘关节略屈曲，前臂下垂，前臂处于旋前位，旋后活动受限，桡骨小头压痛。

桡骨小头半脱位虽然不复杂，但发病急，患儿易哭闹、活动严重受限而令家长紧张，因此，应及时采用复位手法治疗，患儿一旦复位，活动立即如常。

操作方法

1. 旋转复位法（以左侧为例）

家长怀抱患儿坐好，医者面向患儿，右手掌心托住患儿肘部，拇指抵在桡骨头后上方，左手握住腕部，使前臂伸直后，在轻轻牵引下，使之屈肘，然后顺势旋前伸肘，肘将伸直时，转腕，使前臂旋后，再屈肘。在前臂旋后过程中可感到桡骨头复位入臼。复位成功后症状马上消失，活动如常。

2. 牵引法（以左侧为例）

左手拇指压住肱骨头，右手拇指与四指将桡骨下端压紧，双手同时用力牵拉后屈肘 90 度即可。

注意事项

（1）复位后一般不需固定。为避免牵拉再次脱位，可用三角巾悬吊 2~3 天。

（2）日常活动中注意勿用暴力，防止脱位再次出现。

第9节

小儿正常体温是多少？为什么孩子更容易发热？
应采取什么手法处理？

发热是指病理性的体温升高，是人体对于致病因子的一种全身性反应，是许多疾病的伴随症状。由于小儿新陈代谢率较高，体温调节中枢发育不完善，所以体温比成人略高。一般小儿正常肛温为36.9~37.5℃，比口温约高0.5℃，而腋温比口温低0.5℃。

小儿体温测量一般以肛温为宜。正常体温一昼夜有轻微波动，晨间稍低，下午稍高，但波动范围不超过1℃。

进食、哭闹、活动、衣被过厚、室温过高等均可使小儿体温暂时升高，这些都属正常现象。

引起发热的疾病很多，通常可分为感染性和非感染性两大类。这里仅介绍由上呼吸道感染引起的某些急性发热和部分功能性发热。

主要临床表现

1. 外感发热

起恶寒与发热同见，头身不适，咽喉不利，咳嗽，流涕，打喷嚏，舌苔薄，脉浮，指纹浮。外感风寒为恶寒重，发热亦重，头身疼痛，无汗，头昏，脉浮紧。外感风热，恶寒轻，或恶风，发热汗出，咽喉肿痛，口渴，舌质红，脉浮数。

2. 肺胃实热

体温较高，面赤唇红，口鼻干燥，渴而引饮，气息喘急，不思饮食，大便秘结，小便短赤，舌质红，苔黄燥，脉数而实，指纹深紫。

3. 胃肠积热

日晡潮热，腹胀拒按，呕吐酸腐，大便秘结，小便短赤，烦躁不安，舌质红，苔黄燥，脉沉大。

4. 气虚发热

发热绵绵，恶风自汗，神怯气短，反复感冒，面色萎黄或苍白，舌淡苔白，脉细无力，指纹色淡。

5. 阴虚发热

以午后潮热或低热为主，形体瘦弱，自汗盗汗，五心烦热，口唇干燥，食欲减退，舌红苔剥，脉细数，指纹淡紫。

主要治疗手法

1. 外感发热

治则：祛风散邪，透热达表。

处方：开天门、推坎宫、揉太阳、揉耳后高骨、清肺经、平肝经、清天河水、推天柱骨、掐揉二扇门、拿风池、拿肩井。

加减：外感风寒加揉外劳宫、推三关。外感风热加拿风池、揉风府、揉肺俞。

2. 肺胃实热

治则：清泻里热，理气消食。

处方：清肺经、清胃经、清大肠、揉板门、清肝经、清心经、分手阴阳、捣小天心、推脊、揉涌泉、退六腑。

3. 胃肠积热

治则：消食导滞，清热化积。

处方：清胃经、清大肠、揉板门、清天河水、分手阴阳、掐揉四横纹、运内八卦、摩腹。

4. 气虚发热

治则：益气清热。

处方：补脾经、补肺经、运内八卦、清天河水、推涌泉、按揉足三里、揉太冲。

5. 阴虚发热

治则：滋阴清热。

处方：补脾经、补肺经、揉上马、分手阴阳、补肾经、清天河水、推涌泉、按揉足三里、运内劳宫。

小儿经常呕吐是什么原因？应采取什么手法治疗？

呕吐是因胃失和降，气逆于上，以致乳食由胃中经口而出的一种证候。本证的发生并无年龄和季节限制，但夏秋季节易于患此病。本病主要由伤食、胃寒、胃热等引起。至于因外科急腹症中毒、蛔虫窜扰等引起的呕吐则不包括在内。乳汁自口角溢出，亦是新生儿时期比较常见的现象，称为溢乳。这是由于胃内乳汁较多，或吮乳时吞入少量空气所致，也与婴儿胃呈水平位，胃肌发育未全，贲门肌较弱，幽门肌紧张度高这一解剖特点有关，所以不属病态。

现代医学认为，呕吐是机体的一种本能反射，可将胃内的有害物质排出，从而起到有利的保护作用。但多度呕吐则对身体有害，如急性胃炎、贲门痉挛、幽门痉挛等。频繁而剧烈的呕吐可妨碍饮食，导致脱水、电解质紊乱、酸碱平衡失调、营养障碍等。

小儿呕吐主要临床表现为以下几点。

1. 寒吐

饮食稍多即吐，时作时止，吐物完谷不化，面色白，四肢欠温，腹痛喜暖，大便溏薄，舌淡苔薄白，指纹色红。

2. 热吐

食入即吐，呕吐物酸臭，身热口渴，烦躁不安，大便臭稀或秘结，小便黄赤，唇舌红而干，苔黄腻，指纹色紫。

3. 伤食吐

呕吐酸馊频繁，口气臭秽，胸闷厌食，肚腹胀满，大便酸臭，或溏或秘，苔厚腻，脉滑实。

对于不同证型的呕吐患儿，我们可以采取不同的按摩手法。

1. 寒吐

治则：温中散寒，和胃降逆。

处方：补脾经，横纹推向板门（图4.10.1），揉外劳宫（图4.10.2），运内八卦，推三关，推天柱骨，揉中脘。

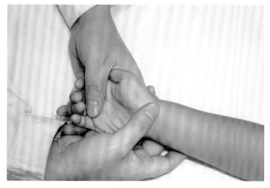

图 4.10.1   图 4.10.2

2. 热吐

治则：清热和胃，降逆止呕。

处方：清脾经（图4.10.3）、清胃经，清大肠，清天河水，横纹推向板门，运内八卦，推天柱骨。

3. 伤食吐

治则：消食导滞，和中降逆。

处方：补脾经，揉板门，清胃经，运内八卦，揉中脘，分腹阴阳（图4.10.4），按揉脾胃俞（图4.10.5），按揉足三里。

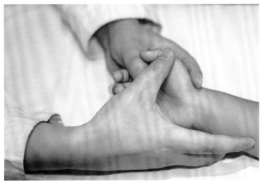
图 4.10.3

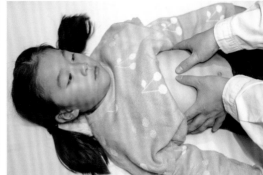
图 4.10.4

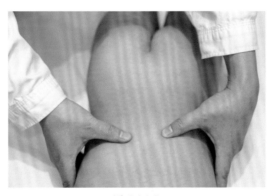
图 4.10.5

第11节

小儿厌食的调理手法有哪些？

厌食是指小儿较长时间不欲饮食，甚至拒食的一种病症，临床以食欲不振为主要特征。本病多见于1~6岁儿童。城市儿童发病率较高，无明显季节性。患儿一般除厌食外，其他情况较好。若长期不愈，可致营养缺乏，影响小儿的生长发育。

厌食主要有以下几种类型，表现不一。

1. 脾胃不和

食欲不振，甚至厌恶饮食。若多食或强迫进食，则脘腹饱胀。形体偏瘦，但精神尚好。舌质淡红，苔薄白或白腻，脉有力，指纹淡红。

2. 脾胃气虚

不欲饮食，甚或拒食，面色萎黄，精神倦怠，懒言乏力，大便夹有不消化的食物残渣，舌淡，苔薄白，脉弱无力，指纹色淡。

3. 胃阴不足

不欲饮食，口干多饮，皮肤干燥，手足心热，大便秘结，小便黄赤，舌红少津，苔少或花剥，脉细数，指纹淡紫。

对于不同证型的患儿，采用相应的手法，可以取得良好的疗效。

1. 脾胃不和

治则：健脾和胃。

处方：清脾经（图4.10.3）、揉板门、推四横纹（图4.11.1）、运内八卦、清胃经、分推腹阴阳、捏脊、揉脐（图4.11.2）。

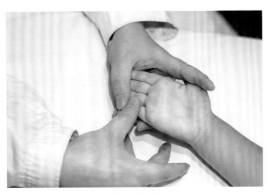
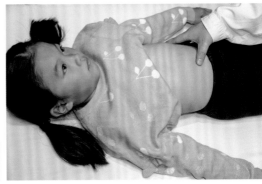

图4.11.1 　　　　　　　　　　　　图4.11.2

2. 脾胃气虚

治则：健脾理气。

处方：补脾经，补大肠，揉脾俞、胃俞，推上三关，按揉足三里，运内八卦，捏脊。

3. 胃阴不足

治则：益胃养阴。

处方：补脾经，揉脾俞、胃俞，揉上马，揉涌泉，运内八卦，捏脊。

第12节

小儿夜啼是怎么回事？如何通过按摩治疗？

婴儿白天能安静入睡，入夜则啼哭不安，时哭时止，或每夜定时啼哭，甚则通宵达旦，称为夜啼。

新生儿及婴儿常以啼哭表达要求或痛苦，饥饿惊恐、尿布潮湿、衣被过冷或过热等均可引起啼哭。此时若喂以乳食，安抚亲昵，更换掉潮湿的尿布，调整衣被厚薄，啼哭可很快停止，不属病态。

临床常见小儿夜啼主要有以下几种类型，表现各异。

1. 脾寒

睡喜俯卧，曲腰而啼，下半夜尤甚，啼声低弱，面色清白，四肢欠温，得热则舒，食少便溏，小便清长，舌淡红，苔薄白，脉沉细，指纹淡红。

2. 心热

睡喜仰卧，哭声洪亮，烦躁不安，见灯火和上半夜啼哭尤甚，便秘尿赤，面赤唇红，舌尖红，苔黄，脉数有力，指纹紫滞。

3. 惊恐

睡梦中作惊惕，突然啼哭，呈恐惧状，紧偎母怀，面色乍清乍白，舌苔多无异常变化，脉夜来急数，指纹青。

按摩治疗方法如下。

1. **脾寒**

治则：补脾驱寒。

处方：捣小天心、补脾经、推三关、揉外劳宫、摩腹、揉中脘、揉一窝风、捏脊。

2. **心热**

治则：清热宁心。

处方：捣小天心、清心经、揉上马、清肝经、清天河水、掐五指节、揉内劳宫、揉总筋。

3. **惊恐**

治则：镇静安神。

处方：捣小天心、摩囟门、开天门、清肝经、清心经、运内八卦、揉百会。

第 **13** 节

小儿周围性面神经麻痹主要采用什么手法治疗？

周围性面神经麻痹又称口僻、吊线风，是各种原因导致的面神经受压、损伤而出现面部表情肌群运动功能障碍的病症，以口眼歪斜，患侧口眼不闭为特征。该病在儿科亦多见，按摩治疗疗效颇佳。

中医认为，本病是因风寒之邪侵袭面部经络或产时受伤，后天失养、正气虚弱，以致气血不和、经脉失养、纵缓不收而发病。

临床表现为起病急，多在患儿睡醒之后，发现其一侧面部板滞、麻木、瘫痪，不能做蹙额、皱眉、露齿、鼓颊、吹口哨等动作，额纹消失，露睛流泪，患侧鼻唇沟变浅或消失，有嚼食障碍，流涎，口角向健侧歪斜。

按摩是本病主要的治疗方法之一，操作步骤如下。

患儿仰卧位。

（1）掌摩患侧面部 3~5 遍，重点施术于颧肌、额肌、口轮匝肌。

（2）掌揉患侧面部肌群 3~5 遍，点揉阳白、攒竹、太阳、耳门、颧髎、瞳子髎、颊车、迎香、地仓等穴位。

（3）做面部"3"字形提捻法。"3"字形路线为：承浆—地仓—迎香—太阳—攒竹，操作 3~5 遍。

（4）点按牵正、翳风、完骨穴及乳突部压痛点 3~5 分钟。

（5）一手置于患侧下颌部向上，一手置于健侧眉弓部向下，同时做推法 3~5 遍。

（6）点揉曲池、合谷、三阳络穴 1~3 分钟。

患儿坐位。

（1）点揉双侧风池、风府穴，按揉枕后缘 3~5 分钟。

（2）点揉双侧肝俞、脾俞、肾俞穴 1~3 分钟。

（3）提拿肩井穴，点按肩井外压痛点 1~3 分钟。

在本病的治疗中，我们要注意以下内容：

（1）急性期手法宜轻柔缓和，后期以捏捻为主。

（2）急性期可配合中药外敷或针灸，后期可内服牵正散加减方剂通经络。

小儿也有坐骨神经损伤吗？如何治疗？

坐骨神经损伤属于周围神经损伤的范畴。婴幼儿也可能由于各种原因导致坐骨神经受压、损伤，临床同样较为常见。临床以坐骨神经所支配的下肢肌肉麻痹、萎缩或疼痛，膝、踝、趾等关节功能障碍为特征。运用按摩治疗坐骨神经损伤，效果也较好。

臀部肌注药物不慎是导致坐骨神经高位损伤的主要原因之一，可引起股后部肌肉及小腿和足部所有肌肉瘫痪，导致膝关节不能屈曲，踝关节与足趾运动功能完全丧失，患足下垂，小腿后外侧和足部感觉丧失，足部出现神经营养性改变。由于股四头肌健全，膝关节呈伸直状态，行走时呈跨越步态。如果股后中下部损伤，则腘绳肌正常，膝关节屈曲功能保存。

按摩治疗方法如下。

主要手法：揉法、点法、拿法、按法等。

操作部位及穴位：腰部、下肢部及腰阳关、肾俞、环跳、委中、足三里、承山等穴位。

操作步骤

患儿仰卧位。

（1）多指拿揉胫前肌 3~5 分钟，点丰隆、解溪穴，多指拿揉足背侧、诸趾骨间隙，之后点太冲、足临泣穴各 1~3 分钟。

（2）将患肢置于屈膝屈髋位。医者一手将足趾做极度背屈动作，另一手手掌沿足心至足外侧行掌揉法 3~5 分钟。放松后，拨揉阳陵泉、足三里穴 1~3 分钟。

患儿俯卧位。

（1）掌推、掌揉患肢后侧，反复施术 3~5 遍，揉殷门、承山穴 1~3 分钟，以局部酸胀为宜。

（2）将小腿屈曲、抬起，一手握住小腿远端，另一手握住足趾远端，做踝关节屈曲动法，点揉涌泉穴 3~5 分钟。

（3）将患肢伸直，拨揉、提拿跟腱 3~5 分钟。

（4）掌揉臀大肌 1~3 分钟，轻叩腰骶部，点腰阳关、肾俞穴，拿揉上环跳、委中穴 1~3 分钟。

注意事项

（1）手法不可用暴力，应由轻到重，注意保护患儿各关节、韧带，不可强力扭转。

（2）伴有患侧肢体感觉障碍者，要注意避免患侧肢体皮肤的烫伤、冻伤、压伤及其他损伤。

（3）患肢有关节畸形者，可以辅助佩戴矫形器具辅助治疗。

第15节

小儿弱视怎样治疗?

儿童视力用眼镜矫正不能达到 0.8 以上，而经多种有关检查又未发现异常的眼病，称为小儿弱视。

弱视主要有以下几种类型，表现不一。

（1）视力减退，屈光矫正后远视力低于 0.9。矫正视力低于或等于 0.1 者为重度弱视，矫正视力在 0.2~0.5 者为中度弱视，矫正视力在 0.6~0.8 者为轻度弱视。

（2）对排列成行的视标的分辨力较单个视标差（称为拥挤现象或分开困难）。

（3）多有屈光不正。

（4）常伴有斜视及异常复视。

（5）可伴有眼球震颤。

主要手法：揉法、拿法、点法、按法、擦法等。

操作部位及穴位：眼局部、颈部以及曲池、合谷、膈俞、肝俞、肾俞、睛明、天应、鱼腰、丝竹空、攒竹、四白、阳白等穴位。

基础手法

患儿仰卧位，闭目。

（1）用食指、中指、无名指揉摩眼眶（图 4.15.1）1~3 分钟。

（2）用拇指、食指、中指捻揉眉弓（图 4.15.2）3~5 遍。

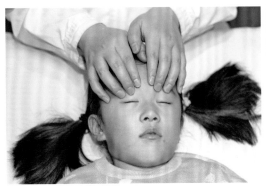

图 4.15.1

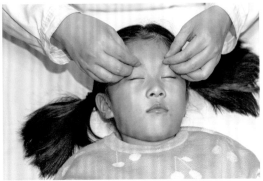

图 4.15.2

（3）点按睛明（图 4.15.3）、天应（图 4.15.4）、鱼腰（图 4.15.5）、丝竹空（图 4.15.6）、攒竹（图 4.15.7）、四白穴（图 4.15.8），后拨揉阳白穴 3~5 分钟。

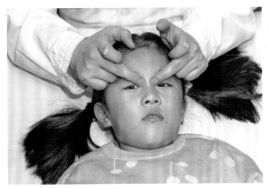

图 4.15.3

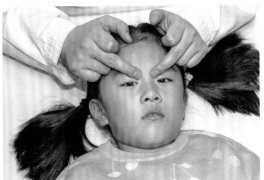

图 4.15.4

（4）用拇指指腹轻轻按揉眼球（图 4.15.9）1~3 分钟。

（5）将手搓热，放于眼上（图 4.15.10）1~3 分钟。

（6）点按曲池、合谷穴，拨揉光明穴（见图 4.15.11）1~3 分钟。

患儿俯卧位。

拇指点按膈俞（图 4.15.12）、肝俞（图 4.15.13）、肾俞穴 1~3 分钟。

患儿坐位。

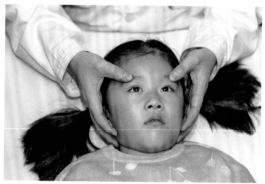

图 4.15.5

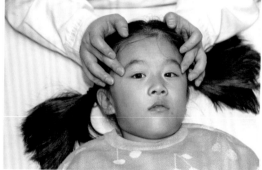

图 4.15.6

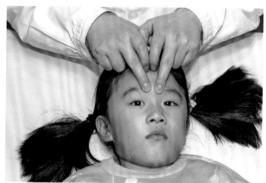

图 4.15.7

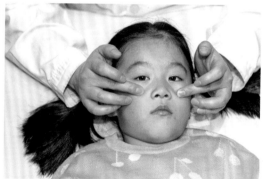

图 4.15.8

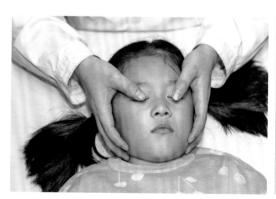

图 4.15.9

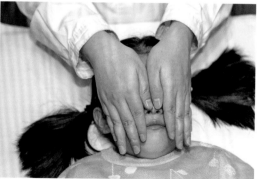

图 4.15.10

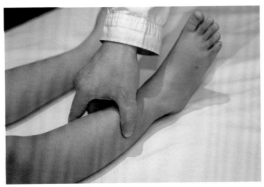

图 4.15.11

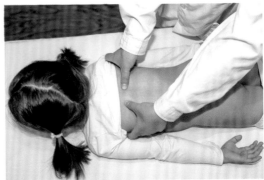

图 4.15.12

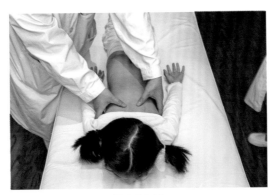

图 4.15.13

拿揉颈肩部肌肉（图4.15.14），点按风池穴（图4.15.15），摩擦枕后区（图4.15.16）3~5分钟。

辨证加减

（1）有肝肾不足症状者：加点揉肝俞、肾俞、太冲、太溪、三阴交穴各1~3分钟。

（2）有气血亏虚症状者：加点揉膈俞、脾俞、百会、中脘、气海穴各1~3分钟。

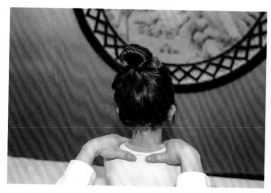

图 4.15.14

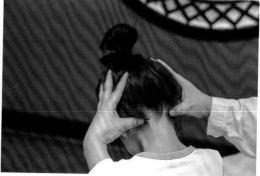

图 4.15.15

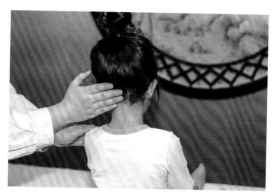

图 4.15.16

注意事项

（1）注意用眼习惯，尽量少看电视、手机、电脑等电子产品，多做远眺。

（2）注意饮食均衡，多吃含 B 族维生素的绿色食物。

（3）视物长达一小时以上，要适当放松眼周肌肉，如做眼保健操等。

第16节

小儿斜视是怎么回事？应如何及时治疗？

小儿斜视是指两眼不能同时注视目标，属眼外肌疾病。它可分为共同性斜视和麻痹性斜视两大类，前者以眼位偏向颞侧、眼球无运动障碍、无复视为主要临床特征；后者眼球运动受限，复视，并伴有眩晕、恶心、步态不稳等全身症状。

临床上患儿常常有以下表现：

（1）久视之后，常出现头痛、眼酸痛、畏光。

（2）阅读时出现字迹模糊或重叠、串行，有时可出现间歇性复视和间歇性斜视。如果用单眼看反而觉得清晰、省力等，甚至发生双眼视觉紊乱。

（3）立体感觉差，不能精确地判断空间物体的位置和距离，隐斜视还可出现神经放射症状，如恶心、呕吐、失眠、结膜和睑缘充血等症状。斜视的患者因为眼位不正，其注意一个物体时，对于正常眼来说，此物体影像落在视网膜中心凹上，而对于斜视眼来说，则落在中心凹以外的位置，如此视物就会出现复视情形，一只眼的影像受到抑制，丧失两眼之单一视功能与立体感，有的还会导致视力发育不良，从而造成弱视。

斜视主要有以下诊断分型。

（1）内斜视，即眼位向内偏斜。在出生时或出生6个月之内发生者称为先天性内斜视。偏斜角度通常很大。后天性内斜视又分为调节性与非调节性，调节性内斜视常发生在 2~3 岁儿童，患儿通常会伴有中高度远视，或是异常的调节内聚力与调节比率。

（2）外斜视，即眼位向外偏斜，一般可分为间歇性与恒定性外斜视。间歇性外斜视患儿因具有较好的融像能力，大部分时间眼位可由融像能力维持在正常的位置，只有偶尔在阳光下或疲劳走神的时候，才出现外斜的眼位。有些儿童还表现为，在强烈的太阳光下常会闭一只眼睛。间歇性外斜视常会发展成恒定性外斜视。

（3）上、下斜视，即眼位向上或向下偏斜，比内斜视和外斜视少见。上下斜视常伴有头部外斜，即代偿头位。

主要手法：揉法、点法、拿法、按法、擦法等。

操作部位及穴位：眼局部、颈部以及曲池、合谷、膈俞、肝俞、肾俞、睛明、天应、鱼腰、丝竹空、瞳子髎、四白、阳白等穴位。

基础手法

患儿仰卧位，闭目。

（1）多用食指、中指、无名指揉摩眼眶 1~3 分钟。

（2）用拇指、食指、中指捻揉眉弓 3~5 遍。

（3）点按睛明、天应、鱼腰、丝竹空、瞳子髎、四白穴，后拨揉阳白穴各 1~3 分钟。

（4）用拇指指腹轻轻按揉眼球 1~3 分钟。

（5）将手搓热，放于眼上 1~3 分钟。

（6）点按曲池、合谷，拨揉光明穴 1~3 分钟。

患儿俯卧位。

拇指点按膈俞、肝俞、肾俞穴 1~3 分钟。

患儿坐位。

拿揉颈肩部肌肉，点按风池穴，摩擦枕后区 3~5 分钟。

辨证加减

（1）有肝血不足症状者：加点揉肝俞、胆俞、百会、太冲穴各 1~3 分钟。

（2）有脾气虚弱症状者：加点揉脾俞、胃俞、中脘、百会、气海、内关、足三里穴各 1~3 分钟。

（3）有肾虚症状者：加点揉肾俞、肝俞、胆俞、大椎、内关，搓擦命门、八髎穴各 1~3 分钟。

（4）有斜视症状者：对于偏内斜视者，以加揉按眼外侧肌肉为主；对于偏外斜视者，以揉按眼内侧肌肉为主，各 1~3 分钟。

注意事项

（1）注意用眼习惯，尽量少看电视、手机、电脑等电子产品，多做远眺。

（2）注意饮食均衡，多吃含 B 族维生素的绿色食物。

（3）视物长达一小时以后，要适当放松眼周肌肉，如做眼保健操等。

第五章

按摩妙招

压痛点在按摩临床诊治中的重要意义体现在哪些方面？

压痛点是患者常见的一种临床体征，中医称之为"天应穴""阿是穴"。西医认为，压痛点是由原发病灶接受物理、化学刺激后产生的一种电信号，当其受到外力压迫时，因原来的刺激增加而产生更为显著的定位疼痛感觉。

一般认为，许多伤科、内科疾病会在体表相应的部位上出现压痛点，只要认真触诊就不难发现。首先，在伤科疾病中疼痛是最常见的一种症状，而对压痛的检查在临床上更具客观性和前瞻性。例如，压痛点的消失是确保慢性疼痛性疾病止痛的可靠标准，而不是以患者主诉无临床疼痛及相关征象为标准，因为在慢性软组织损害性疾病中，有相当多的患者无主诉疼痛及相关临床症状或时有症状时无症状，但其存在着高度敏感的压痛点，这就是潜在性病灶区域，当受到病毒感染、过度劳累、气候变化、内分泌紊乱等因素刺激时，就会出现临床主诉症状。这都是因为潜在性压痛点区域内存在着慢性软组织无菌性炎症的病理基础，当外界因素刺激到其病变区域软组织附着处的感觉神经末梢时就会出现疼痛及相关症状。其次，内科疾病患者经常会在病变脏腑的相关经络与特定穴上，或是在体表投影上出现明显的压痛点。前者如哮喘患者可在其尺泽穴处发现明显的压痛，后者如麦克伯尼点与莫非氏点对于急性阑尾炎与胆囊炎有重要的诊断价值。

具体说来，压痛点的临床意义可概括为以下四点。

1. 定位

人体的解剖层次由外向内依次为皮肤、筋膜、肌肉和骨骼，通过对压痛点位置的判断，可以准确地将病变部位确定在某一个层次上，进而形成清楚的立体概念，然后根据不同层次的结构特点选择有针对性的治疗措施。例如，患者主诉小腿疼痛，如果在皮肤层触诊时发生明显疼痛，就应考虑其是否患有皮肤病；若是筋膜层疼痛显著，则怀疑是筋膜炎；肌肉层疼痛剧烈，要考虑肌肉拉伤；深压痛则提示骨折。这些对于鉴别诊断以及排除推拿禁忌证是大有帮助的。

2. 定性

门诊工作中经常遇到患者无法准确描述疼痛性质的情况，这就需要医者在触诊过程中仔细感知和询问压痛点的反应，从而对其性质做出一个准确的判断。例如，患者在感到压痛的同时还有舒适之感（喜按），或是难以忍受、立刻躲避（惧按），根据中医所讲的"阴症喜按，阳症惧按"的理论，可以初步判断其疼痛的阴阳属性，然后再进一步分析其疼痛的性质。例如，刺痛多为瘀血所致，胀痛多为气机阻滞所致，酸痛多为湿邪侵袭或肾虚失养所致，重痛多因湿邪困阻所致。由此可见，不同性质的病邪引起的疼痛性质各不相同。

3. 定量

病情有轻重之分，通过问诊不能收集到全面真实的信息，而影像学检查也不能完全反映出患者当下的临床症状。此时，特定部位上压痛的严重与否可提示病情的轻重，而比较每次治疗间压痛的加重或减轻，也可有效判断疾病的发展趋势和转归预后。

4. 定时

首先，疾病有急性与慢性之分，在不同时期采取的治疗手段是有区别的。例如，急性损伤局部压痛剧烈，患者难以接受手法治疗，此时应用远端取穴以求功，否则，不仅无法取得满意疗效，还会加重病情。若是慢性损伤，局部虽有压痛，但患者并不排斥手法操作，因此，可以在局部使用推拿手法以取效。其次，通过对压痛点的触诊，还可推断出疗程的长短。例如，膝关节骨性关节炎患者往往在髌骨周围有明显的压痛点，如果压痛点较多，疼痛严重，要嘱患者做好坚持长期治疗的准备；如果压痛点较少，疼痛较轻，则可做出相反的判断。

综上所述，压痛点在临床中具有重要的诊疗意义，应该引起推拿工作者的足够重视。

（第 **2** 节）

为什么指压颊车可以治疗握拳无力？

颊车穴位于咬肌隆起处（图 5.2.1），属足阳明胃经，在针灸推拿临床中，它是用来治疗面颊口腔疾患如面瘫、牙痛等的常用穴。但在推拿治疗中，颊车穴还有一个妙用，就是在诸如颈椎病、肩关节软组织损伤、肘关节软组织损伤等疾病中改善握拳无力的症状。

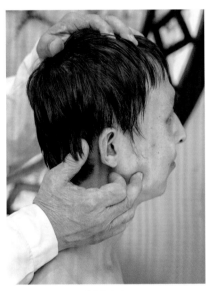

图 5.2.1

在颈、肩、肘、腕的软组织损伤中，由于神经和肌筋膜功能受损，常常会出现上肢无力的现象，尤其以握拳无力最为明显。在运用局部手法治疗原发疾病的同时，点按颊车穴，可以在短时间内大大提高指掌握力，进而增强疗效，提高患者治疗的信心和依从性。

颊车穴属足阳明胃经，又名"机关穴"，古人常将较大的关节称为"车"，尤其位移较大、方向复杂的关节，如肘部滑车等，寰枢椎关节也被称为滑车关节。而"机关"之意更是主导关节开合与运动。生活实践也证明，咬肌是人体最有力的肌肉之一，人在极度用力和精神紧张时会不自觉地收缩咬肌以增强周身力量，所谓"咬紧牙关"。因此，古人以"车"命名此穴，并明确了其在短时迅速增强肌力的效用。

推拿临床中，对于握拳无力，无论是因为颈椎病导致神经根受损，还是肩肘损伤所致肌筋无力，点按颊车穴至酸胀后，再行握拳动作，患者会感到握力在短时间内显著增强，这样的有力感会大大提高患者的自我控制意识和治疗信心。

当然，单纯点按颊车穴取得的握力增强是短时的，要取得持续效果，明确病因、治疗原发病是关键。

第3节

手法止咳有何妙招？

咳嗽虽然为人们所熟知，但它不是一种疾病，而是一种临床症状。频繁或剧烈的咳嗽严重影响人们的工作、学习、睡眠及生活。中医认为，有声无痰为之咳，有痰无声为之嗽，有声有痰为之咳嗽。外感六淫，肺失宣降，及过食辛辣炙薄、肥甘厚味，情志不舒、气郁化火，循经犯肺；久病体弱，肺脏损伤，均会导致咳嗽。西医学中的上呼吸道感染、支气管炎、哮喘、呼吸道肿瘤等疾病均伴有咳嗽。

在一些穴位上使用手法，可发挥止咳平喘之功。

1. 按压角孙

患者坐位，医者站其后。用双手拇指指关节按压双侧角孙穴（图 5.3.1），

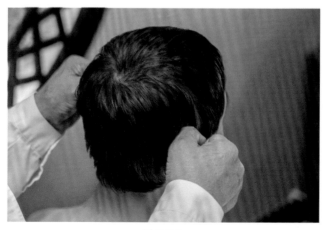

图 5.3.1

以局部产生酸胀感为宜，1~2 分钟后患者可感到咽喉部湿润，咳嗽得到缓解。该穴位于折耳廓向前，耳尖直入发际处，是手太阳小肠经和手、足少阳经交会穴。《腧穴学》记载，本穴治疗偏头痛、腮腺炎及耳部疾病，殊不知本穴治疗咳嗽也有良效。

2. 按压太渊、鱼际

患者坐位，医者坐其前，用双手按压双侧太渊、鱼际穴，持续 1~2 分钟。太渊为肺经原穴及输穴，位于腕掌横纹桡侧，桡动脉搏动处。鱼际穴为肺经荥穴，位于第一掌骨中点赤白肉际处。两穴相配，有清热止咳、宣降肺气之功。

除以上手法外，在这里向您推荐一个食疗妙方，希望您在享受美味的同时，拥有身体健康。

香油炸鸡蛋：将 2 个鲜鸡蛋打入碗中，用筷子搅匀，加入少许茶叶；取 100 克香油，放入锅中烧热，将搅匀的鸡蛋放入锅中煎熟，吃下即可。

注意事项

（1）饮食清淡，忌食生冷辛辣。

（2）注意防寒保暖，以防感冒。

（3）适当锻炼身体，增强体质。

第4节

肩部四点如何定位？有何特效？

　　我在多年的临床工作中总结了肩关节附近四个疗效显著的穴位，简称"肩部四穴"。

　　1. 颈点定位

　　患者取坐位，医者站其侧面，嘱患者患侧手搭在对侧肩部，点患侧肩贞穴位 1~2 分钟。点按后可改善患者颈部向健侧侧屈时患侧颈肩部的疼痛或不适感。

　　2. 髋点定位

　　患者取坐位，臂垂直，医者站其外侧，在肩外侧部肩髎穴（图 5.4.1）点 1~2 分钟。可治疗髋关节病症。如：臀肌筋膜炎、梨状肌综合征、骶髂关节炎等等。

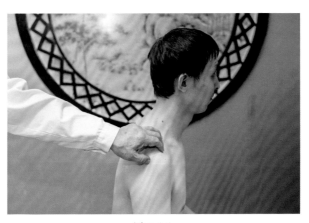

图 5.4.1

3. 踝点定位

患者取坐位，医者站其侧面，嘱患者肩关节内收，在肩外侧部肩髎穴下 2 寸（图 5.4.2）点 1~2 分钟。可以治疗踝关节疼痛，如：踝关节扭伤、足部小关节挫伤。

4. 网球肘点定位

患者取坐位，患侧手掌置于百会穴处，医者站其后外侧，在肩贞穴外下方肱三头肌肌腱处（图 5.4.3）点 1~2 分钟。可治疗网球肘或因不同原因而致的肘关节疼痛。

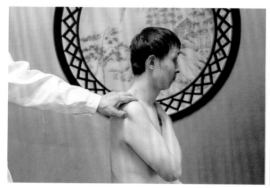

图 5.4.2

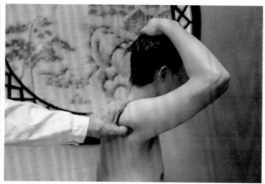

图 5.4.3

这四个经验穴是我在 50 多年的临床经验中总结出来的，穴位即是点对点的治疗，又是部位对应部位的治疗，例如：髋关节的疾患就可以取髋点对应治疗，肩髎穴既是手少阳三焦经的穴位，主治也是以肩关节和肩关节附近的疾患为主，既保留了穴位原有的主治，又扩大了新的主治范围。"用穴如用兵，贵在少而精"，如此才可事半功倍。

中府穴有何妙用？

十余年前我在出诊过程中有一患者来诊，患者腰部疼痛，活动受限，不能翻身，后伸时受限疼痛明显。查体仰卧挺腹试验阳性，屈膝摆动时腰痛明显，其余未见明显异常。患者翻身困难，见此状，我点按患者双侧中府穴偏内侧痛点，2分钟后患者诉腰痛顿减。

腰痛是临床最常见的症状之一，可见于急性腰扭伤、腰椎间盘突出、泌尿系感染等多种疾病。我在为患者治疗腰痛的过程中发现，患者在腰椎关节复位之后，做挺腹试验时往往仍存在腰部两侧疼痛，点按患者双侧中府穴进行治疗，则取得了满意的疗效。

操作方法是：患者仰卧位，医者站于患者头顶前方，医者双手点按双侧中府穴偏内侧处痛点1~2分钟，以使之产生酸胀感为度。这一治疗方法可明显缓解腰痛，尤其是后伸受限腰痛。

中府穴位于胸部外侧，前正中线旁开6寸，平第一肋间隙。中府穴属于手太阴肺经，为肺经募穴，主治咳嗽、气喘、胸满痛等肺部病症及肩背痛。

临床中未见应用中府穴治疗腰痛的报道。我在多年临床中发现中府穴除治疗上述病症之外，其偏内侧的痛点还对腰痛，尤其后伸腰痛及大腿内侧疼痛有着较好的治疗效果，其主要原理有二：第一，本穴为手足太阴交会穴，《针灸甲乙经》指出，脾经循行上膝股内前廉，经络所过，主治所及；中府穴与脾经冲门穴同属于太阴经，体现了对应取穴中同名经对应取穴的治疗原则，即肩对髋。第二，通过中府穴治疗腰痛这一方法也是结合应用中医取穴经验中的"下病上治，后病前治"而形成的取穴法。

我在临床中发现，点按双侧中府穴内侧痛点对于腰痛（尤其是挺腹试验阳性的腰痛）、大腿内侧疼痛及咳嗽气喘等呼吸系统疾病均有较好的疗效。

第6节

臂中穴如何定位？有何特效？

臂中穴位于尺泽穴与大陵穴连线二分之一处，前臂正中。它可以治疗胸痛、肋软骨炎、乳腺增生等胸肋部疾病。根据多年的临床经验，该经验穴对肝郁气滞、瘀血阻络、湿热内蕴及阴血不足等病因引起的胸胁肋部的疼痛、胀满等不适感有立竿见影的疗效。

臂中穴适用于哪些临床症状？

（1）肝郁气滞：胁肋胀痛，胸闷不舒，善太息，嗳气，每遇情志不畅时加重。舌苔薄白，脉弦。

（2）瘀血阻络：胸肋刺痛，疼痛部位固定，或伴有面色晦暗。舌暗，或有瘀斑，脉涩。

（3）湿热内蕴：胸肋闷痛，可牵及后背，伴有脘腹痞满不舒，厌油腻。舌红，苔黄厚腻，脉弦滑数。

（4）阴血不足：胸胁隐痛，伴口干渴、胸中烦热，或头晕目眩。舌红，少苔，脉细或细数。

臂中穴的按摩方法：患者取仰卧位，双手掌心向上，全身放松。医者立于患侧，用拇指指腹在前臂尺泽穴与大陵穴连线二分之一区域内寻找条索、结节等阳性反应点，用拇指点按或按揉此反应点30~60秒，力度适中，由轻到重。同时，配合患者呼吸进行节律性压揉，以调畅气机。先施术于患侧，后施术于健侧，使患者胸胁肋部有酸胀得气感为宜。一般而言，对于实症，刺激力度可稍大，时间稍短；对于虚症，刺激力度需轻，时间稍长。

第7节

调经穴如何定位？使用时机如何把握？

痛经，又称经行腹痛，是妇科常见病之一，指女性正值经期和经行前后出现周期性小腹疼痛，或痛引腰骶，甚则导致剧痛晕厥。西医学把痛经分为原发性痛经和继发性痛经，前者又称功能性痛经，系指生殖器官无明显器质性病变者；后者则多继发于生殖器官的某些器质性病变，如子宫内膜异位症、慢性盆腔炎、子宫腺肌症、妇科肿瘤、宫颈口粘连狭窄等。功能性痛经多见于青少年女性，若对正常学习、工作没有产生严重影响，可不进行治疗，到其婚育之后大多数患者可自行痊愈。继发性痛经多见于育龄期妇女，病程较长，缠绵难愈。

中医认为，痛经发病有虚实之分，实者多由气滞血瘀、寒凝血瘀、湿热瘀阻引起，致使气血运行不畅，冲任阻滞，"不通则痛"；虚者多由气血虚弱、肝肾亏损引起，致使精亏血少，冲任失养，"不荣则痛"。痛经病位在冲任、胞脉，变化在气血，表现为痛症。

随着生活节奏的加快，痛经的发病率正在逐年上升，给女性的正常生活与工作带来了极大的痛苦与烦恼。根据多年的临床经验，现将调经穴介绍给大家，以便丰富痛经一病的治疗方法。

调经穴位于足底部，屈足蜷指时足前部凹陷处，约在第4、第5趾趾缝纹头端与足跟连线的前三分之一与后三分之二的交点上，即涌泉穴外1寸（图5.7.1）。操作时，患者仰卧位，医者站于床尾部，一手握持其足背，

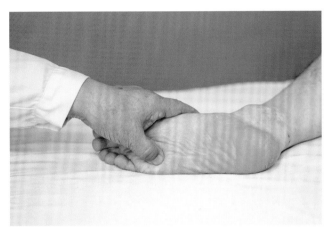

图 5.7.1

另一手可选用拇指端点法、屈拇指点法、屈食指点法，在穴位处进行缓慢按揉，持续 2~3 分钟，患者可有明显的酸痛感。为了加强穴位的感应传导，可在按揉的同时配合踝关节屈伸运动。

这里要特别指出的一点是，对于调经穴的操作应该在经行前 1 周开始，坚持每天按摩 2~3 次，一直持续到月经来潮时，这样方可获得调和气血、行气止痛的效果。其原因在于，未行经期间，冲任气血平和，致病因素尚不足以引起冲任、胞宫气血瘀滞或不足，此时采用干预手段可收"绸缪"之效。待到行经期间，血海满盈，冲任、胞脉的气血变化较平时激烈，此时再行手法治疗，调经穴的作用与病情剧烈之反差，已是"杯水车薪"了。临症时医者若不能把握好治疗时机与节奏，就如"刻舟求剑"之谬误。

第8节

颈灵穴如何定位？有何特效？

颈灵穴位于髌底中点直上8寸，是经验穴，对颈椎病、落枕及各类颈部软组织扭挫伤引起的颈部活动不利有奇效。

祖国医学认为，病变部位在上而从下施治的方法，称为上病下取法，我们正是利用这一原则，经过长时间临床经验的积累，发现了颈灵穴这一特效穴。在临床治疗中，我们经常遇到颈部活动受限的患者，在我们做完了常规手法舒筋理筋及正骨法后，有时候患者还会留存一部分症状，这部分患者的症状经手法治疗确有缓解，但尚未完全消失，在此情况下，我们可按揉颈灵穴以进一步缓解症状。另外，随着近年来对该穴使用频率的增加，我们还发现颈灵穴对颈椎病引起的视物不清、头晕头昏也有特效。

按摩方法

理筋正骨法术毕，令患者仰卧位，嘱患者全身放松，医者站于一侧，由髌底向上触诊约8寸，此时触诊力度应适宜，既不可用力过重使患者因疼痛而紧张，又不可用力过轻而无法触及深层软组织阳性反应点，在此区域内仔细寻找条索、结节样反应物，然后使用拇指指腹或指端徐徐按压，多数患者颈部两侧有牵扯感，此时用拇指揉动阳性反应物并嘱患者配合颈部左右旋转。手法操作30~60秒，可反复施术3~5次。

第9节

如何运用特效穴位治疗胃酸过多与胃酸不足?

胃酸是胃黏膜分泌的一种消化液,对消化食物有重要作用。具体表现为:胃内胃蛋白酶原必须先被胃酸活化,转变成胃蛋白酶及副胃蛋白酶。胃蛋白酶原最适当的致活 pH 值约是 2.0,若 pH 值由 7.0 降至 2.0,其氢离子浓度增加约 50 倍。在如此高的酸浓度下,胃蛋白酶才会被致活,再将蛋白质消化分解。另外,在肠道胰液消化蛋白质系统中的羧肽酶原要转化成能消化蛋白质的羧肽酶,亦要胃蛋白酶来激活。所以,如果胃酸分泌不足,胃蛋白酶无法产生,除影响胃中蛋白质的消化外,也将影响到肠道中蛋白质的消化及氨基酸的吸收和利用。

胃酸的量必须控制在一定范围内,否则会发生胃酸过多和胃酸不足,导致一系列的不适症状,甚至还会引起消化道疾病。

胃酸过多会出现"反酸水""烧心""胃部隐隐作痛"等症状,还会对胃和十二指肠黏膜发生侵袭作用,同时增加胃蛋白酶致溃疡的效能,直接导致溃疡形成和溃疡穿孔、出血等并发症。而且高胃酸可以影响血小板的聚集和凝血因子活性,使血液不容易凝固,导致出血和再出血。胃酸过多常见于十二指肠溃疡、胃泌素瘤、慢性胃炎、急性胃炎、反流性食管炎、胆囊炎等疾病中。

胃酸过少,也就是胃液分泌不足,无力担负起消化与防腐制酵的工作,影响消化和吸收功能,容易患肠胃病,还会导致营养物质消化和吸收障碍。许多矿物质和维生素需要足够浓度的胃酸才能充分吸收，例如铁、锌和 B 族维生素。胃酸不足的患者，可能有多种营养缺乏，严重影响身体健康。胃酸分泌不足时，细菌容易在胃内繁殖，多见于慢性萎缩性胃炎，可表现为上腹部不适、食欲不振、消化不良、打嗝及胸口烧痛等。

胃酸是一把双刃剑，如果分泌适量，益处多多；如果分泌过多或不足，则会给人体造成不同程度的伤害。因此，以下介绍几个控制胃酸分泌的推拿穴位，供读者根据实际需要选择使用。

治疗胃酸过多的穴位

1. 偏历

按揉双侧偏历穴 1~2 分钟（图 5.9.1），该穴位于大肠经上，腕横纹上 3 寸。既可自我按摩，也可让他人按摩。为了增加该穴的得气感，操作时可以将用力方向朝向桡骨表面，从而保证治疗的刺激量。

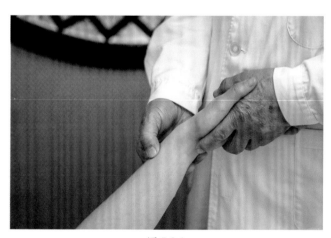

图 5.9.1

2. 温溜

按揉温溜穴 2~3 分钟，该穴位于大肠经上，腕横纹上 5 寸，即偏历穴上 2 寸。由于该穴不如偏历穴敏感，因此应该适当加长刺激时间，从而保证满意的疗效。按揉时为了增加感传，可以配合患者呼吸节律，吸气时稍加用力，呼气时稍稍放松，以达到"气至病所"的目的。

治疗胃酸过少的穴位

1. 胃俞

按揉胃俞1~2分钟。该穴位于背部，第12胸椎棘突下，后正中线旁开1.5寸。它有健脾和胃，调和气血之功，能够增加胃酸分泌。操作时注意令手法节律迎随患者呼吸。

2. 中脘

震颤中脘1~2分钟。该穴位于腹部，胸剑联合与肚脐连线中点。患者仰卧于治疗床上，医者用手掌或食指、中指、无名指三指按于中脘穴上，进行每分钟300次以上的震颤2~3分钟。中脘为胃之募穴，可促进食物消化，提高胃动力，增加胃酸分泌。如果将胃俞与中脘配合起来使用，乃俞募配穴，效果更佳。

此外，要特别指出的一个穴位是足三里，位于小腿部，外膝眼下3寸，胫骨前缘旁开1横指处，便于自我按摩操作，按揉时有酸胀感并且持续1~2分钟即可取效。该穴属足阳明胃经，对胃酸分泌有双向调节作用，无论胃酸过多还是不足都可选用。加之该穴又有强身健体之功，为人体重要的强壮穴，因此，经常按摩有益于身体健康。

此外，平时注意适量饮酒，纠正饮食偏好，少吃刺激性食物，注意劳逸结合，加强锻炼，保持乐观情绪，也是保证胃酸分泌适度的重要条件。

第10节

夜尿点如何定位？有何妙用？

夜尿增多，是指夜间排尿次数和排尿量增多，一般每夜起床都在2次以上，夜尿总量超过700毫升，占24小时尿量的1/3以上，但24小时总尿量并不增多。我在临床实践过程中采用按压夜尿点治疗本病，取得了较好的疗效。

夜尿点定位：掌面小指关节远端指关节横纹中点处，别名肾穴、肾点、遗尿点、尿频点。主治夜尿、尿频、耳鸣、耳聋等。

原理：中医学认为，肾与膀胱相表里，肾阳不足、肾气虚，则膀胱气化不利、开合失常，因而多尿、尿频、夜尿频多，甚至尿失禁。根据手针治疗原则，夜尿点位于下焦区域，肾与膀胱均属于下焦，针刺或按揉夜尿点可补益肾气，肾气充盛，则膀胱气化不利、开合失司得以纠正，缩泉固尿。

操作方法：按揉该点100次（约2分钟），每日早晚各做1次，以局部产生酸胀痛感为度，配合点按中极、三阴交等穴位，疗效更佳。

第11节

足跟点和跟痛点分别在哪里？如何区别运用？

在临床上治疗足跟附近病症时，我们常用到足跟点和跟痛点。这两个点名字相近，治疗作用也有共同之处，其二者的区别在哪里呢？

首先介绍足跟点，其位于大陵穴至劳宫穴连线上 1/4、下 3/4 交界处，主要作用有以下几点：（1）治疗足跟及其附近软组织、骨关节病症，如足跟痛、足趾筋膜炎、跟骨骨刺、跟骨部滑囊炎、踝关节不适等；（2）治疗常见的妇科病症，重点偏向于月经相关病症，如月经不调、痛经、崩漏等。

再介绍跟痛点。在临床治疗中，对跟痛点位置的描述有两种截然不同的说法，其一是位于前臂上部的屈肌面正中线上，曲泽穴下 2 寸；其二是肩髎穴下 2 寸三角肌后部。我在临床上多使用第二种，而前一穴位在临床上常用于治疗踝关节病症，又称之为踝痛点。这两点在作用上也有所区别：踝痛点治疗的多是踝关节部病症，如踝关节损伤、骨关节炎，同时兼治足跟病症、心系病症等；跟痛点的治疗作用比较单一，仅为治疗足跟附近病症，如足跟痛、跟骨骨刺、足跟部筋膜炎等，该点治疗作用单一，经临床验证，疗效较第一个跟痛点（踝痛点）更强、更稳定，故推拿临床上多认可第二种说法的跟痛点。

无论足跟点、跟痛点还是踝痛点，都有其各自不同的治疗范围，在临床运用时不可一味地追求某一点的疗效，要根据不同的病症和兼症，依据医者的临床经验，综合运用，以取得疗效的最大化。

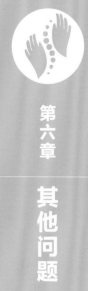

第六章

其他问题

世界卫生组织对健康的定义是什么？

　　世界卫生组织对健康的定义："健康乃是一种在身体上、精神上的完满状态，以及良好的适应力，而不仅仅是没有疾病和衰弱的状态。"这就是人们所指的身心健康，也就是说，一个人在躯体健康、心理健康、社会适应良好和道德健康四方面都健全，才是完全健康的人。

　　躯体健康一般指人体生理的健康。

　　心理健康一般有以下三个方面的标志：

　　（1）具备健康的心理的人，人格是完整的，自我感觉是良好的，情绪是稳定的，积极情绪多于消极情绪，有较好的自控能力，能保持心理上的平衡，有自尊、自爱、自信心和自知之明。

　　（2）一个人在自己所处的环境中，有充分的安全感，且能保持正常的人际关系，能受到别人的欢迎和信任。

　　（3）健康的人对未来有明确的生活目标，能切合实际地、不断地进取，有理想和事业的追求。

　　社会适应指一个人的心理活动和行为能适应当时复杂的环境变化，为他人所理解，为大家所接受。

　　道德健康最主要的是不以损害他人的利益来满足自己的需要，能辨别真伪、善恶、荣辱、美丑等是非观念，按社会规范和准则约束、支配自己的行为，为他人的幸福作贡献。

具体的标准有以下几点：

（1）精力充沛，能从容不迫地应对日常生活和工作的压力而不感到过分紧张和疲劳。

（2）处事乐观，态度积极，乐于承担责任，事无巨细不挑剔，工作有效率。

（3）善于休息，睡眠良好。

（4）应变能力强，能适应环境的各种变化。

（5）具有抗病能力，能够抵抗一般性感冒和传染病。

（6）体重得当，身材均匀，站立时头、肩、臂位置协调。

（7）眼睛明亮，反应敏锐，眼睑不发炎。

（8）牙齿清洁，无空洞，无龋齿，无痛感；齿龈颜色正常，不出血。

（9）头发有光泽，无头屑。

（10）肌肉、皮肤富有弹性，走路轻松有力。

《黄帝内经》开篇即明确了健康的概念，它认为，一个健康的人必须在天时、人事、精神方面保持适当的和有层次的协调。按照《黄帝内经》的观点，我们所言的健康人其实只能算是"常人"，而一个真正健康的人应该符合以下三个条件：

（1）合天时，"处天地之和，从八风之理，法于阴阳，和于术数"；

（2）合人事，"适嗜欲于世俗之间，无意嗔之心，行不欲离于世，被服章，举不欲观于俗，外不劳形于事，内无思想之患，以恬愉为务，以自得为功"；

（3）合精神，养肾惜精，"志闲而少欲，心安而不惧，形劳而不倦，恬淡虚无，真气从之，精神内守，病安从来"。

具体地讲，一个真正健康的人表现为以下几点：

双目有神，脸色红润。

声音洪亮，呼吸匀畅。

牙齿坚固，头发润泽。

腰腿灵活，体形适宜。

记忆力好，情绪稳定。

第2节

患者头部百会后有凹陷，提示可能有哪些病症？

　　百，百脉，百骸也；会，朝会也。百会者，百脉百骸皆仰望朝会也。百会穴位于后发际正中直上七寸，两耳尖连线中点处（图6.2.1）。该穴属督脉，位于人体之最高点。而督脉为阳经之海，故百会穴具有汇聚一身阳气，体现人体阳气盛衰状态的作用。正如《会元针灸学》中所说："百会者，五脏六腑奇经三阳百脉之所会，故名百会。"按摩临床工作中，按揉、振颤百会有升阳举陷、清阳明目、培补阳气的作用，同时，通过触摸百会穴，可以了解患者的健康状态，辅助诊断与辨证。

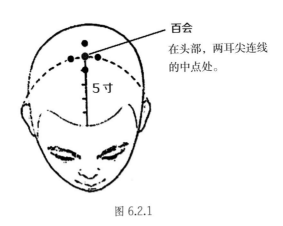

百会
在头部，两耳尖连线
的中点处。

5寸

图 6.2.1

　　百会穴下为帽状腱膜和顶骨，新生儿此处稍后为后囟，三个月左右即闭合。此后至青春期发育完成，百会穴周围筋骨形态基本固定，不会有明显改变。但由于此处为阳气之所聚，可以比较灵敏地体现机体变化，故成为按摩临床触诊的重点。当年老体衰、大病伤阳或虚劳而致气虚血瘀时，就可以在百会穴后触摸到明显的、不同于往常的凹陷。可以说，百会穴后的这种凹陷是阳气虚损、气血不足的表现，患者也可能出现记忆力衰退、脑供血不足的多种症状。

当然，对于年老者而言，由于气血的自然衰退和脏腑经脉功能的渐弱，在百会穴后方也常常出现类似的凹陷，但这一现象是缓慢的，属正常，临床上应加以区分。

耳诊的原理及要点有哪些?

耳是听觉器官,位于人体头部两侧,左右各一。人耳以弹性软骨为支架,表面覆以皮肤,耳垂由脂肪和结缔组织构成。中医认为,"肾开窍于耳"。听觉灵敏与否,与肾精、肾气的盛衰密切相关。《灵枢·脉度》说:"肾气通于耳,肾和则耳能闻五音矣。"肾气充盈,髓海得养,听觉灵敏;反之,肾气虚衰,髓海失养,则听力减退,或见耳鸣,甚则耳聋。耳的外观和颜色能反映出人体的健康状况,耳朵饱满红润常提示人体正气充足,耳廓干瘪瘦小则提示体质虚弱,肾气不足。

此外,中医还把听力的正常与否和脑的生理功能联系起来。《医林改错》说:"两耳通脑,所听之声归脑。"现代医学研究证明,前庭蜗神经作为人体的第 8 对脑神经,由前庭神经与蜗神经组成,二者分别与人体的平衡觉和听觉有关,这也从另一方面佐证了在功能上耳与大脑之间的联系十分密切。我们经常发现,许多老年人原本精力充沛、思维清晰,一旦听力下降,便会迅速出现思维能力减退、反应迟钝,甚至痴呆等严重衰老征象,想必正是对此科学理论的有力印证。《灵枢·经脉》对于手足少阳经循行路线都有"从耳后,入耳中,出走耳前"的记载,手足太阳经和足阳明经也分布于耳或耳周围。根据经络与脏腑之间的知识可以得出人耳能够反映相应脏腑的生理功能和病理变化之结论。《灵枢·邪气脏腑病形》说:"十二经脉,三百六十五络……其别气走于耳而为听。"故耳为"宗脉之所聚"。中医耳诊研究表明，耳廓上有全身脏器和肢体的反应点，其分布情况大致为：耳垂与耳屏代表头面部，耳舟代表上肢，对耳轮体部代表躯干部，对耳轮上下脚分别代表下肢和臀部，三角窝代表盆腔，耳甲艇代表腹腔，耳甲腔代表胸腔，耳轮脚代表横膈，耳轮前部代表尿生殖三角区。总的来说，耳穴在耳廓上的分布如同一个在子宫内倒置的胎儿（图6.3.1）。通过耳诊，可以对人体不同部位的疾病作出一个初步的判断和预测，这在临床诊断中有一定的价值。例如，耳体与耳垂之间出现一横纹，临床上称之为冠心沟，提示可能患有冠心病。

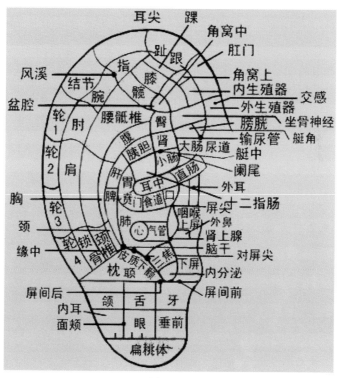

图 6.3.1

第4节

什么是耳操？如何操作？有何效用？

耳操是我在长期的临床工作中总结出的一套耳部操作手法，动作简单、灵活、舒展，具有清头明目、止眩晕、改善听力、宁心安神等作用。对于因脑力劳动过度而产生的疲劳、头痛、眼花、耳鸣、听力下降、精力不易集中、情绪低落等均有快速的疗效。其基本操作如下：

（1）揉耳。医者拇指与食指和中指相对，分别置于耳窝与耳背，相对捻揉耳廓。方向自上而下，从耳尖至耳垂，反复操作（图6.4.1）。

（2）揪耳。医者拇指与食指和中指相对，向两侧分别揪牵耳廓。双手同时用力，耳廓中部于水平位相对牵拉，耳尖处双手微向外、向上牵拉，耳垂处则相对向外、向下牵拉，双手形成合力（图6.4.2）。

（3）旋耳。医者一手扶于头顶固定，一手食指置于耳窝内，拇指和中

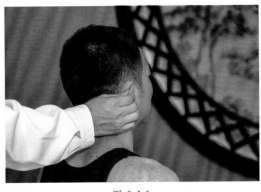

图6.4.1

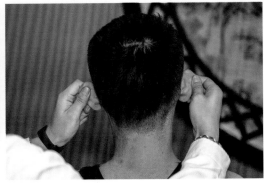

图6.4.2

指置于耳背，三指合力挟持耳廓，顺时针、逆时针旋转耳廓各12次。双耳分别操作（图6.4.3）。

（4）擦耳。双手食指和中指分别置于耳前耳后，将耳根夹于指间，快速上下搓擦，以局部透热为度（图6.4.4）。

（5）振耳。将双手中指塞耳孔，同时做指振法约10秒钟，而后迅速放开（图6.4.5）。

（6）叩耳。医者指尖向后，以掌根自后向前折耳廓向前，掩闭耳孔，中指贴扶于后枕部。同时，以食指交叠于中指指背并迅速弹出，叩击枕部，产生弹响（图6.4.6）。

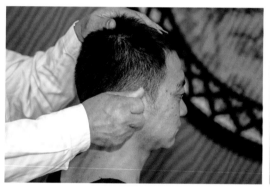

图 6.4.3

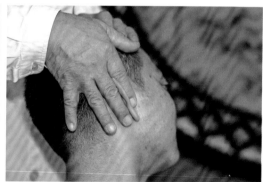

图 6.4.4

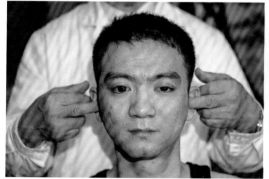

图 6.4.5

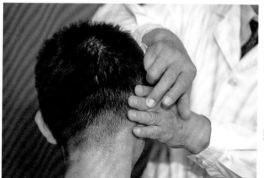

图 6.4.6

第 5 节

如何运用按摩保护视力？

　　眼睛不仅被称为人类心灵的窗户，还是人类接受外界信息的重要器官。研究证明，人类获得的信息 70%~90% 来源于视觉系统，因此，保护视力健康，拥有一双明亮的眼睛，是人们享受美好生活的重要前提。

　　科学技术日新月异的发展，时时刻刻都在改变着学习、工作、生活的固有模式。如今人们的生活已经无法离开各种电子产品了，长时间地使用电脑、手机，给人们的眼睛造成了许多健康隐患，加之没有养成良好的用眼习惯，导致各种眼病的发生率大为增加。例如，学生近视率的逐年攀升是一个世界性的问题，近视眼发生率最高的是亚洲。据统计，中国近视总人数超过 3 亿人，为世界近视人口总数的 1/3，青少年近视眼人数位居全世界第一。在中国，学生的近视率逐年攀升的现象相当明显，几乎以每年10% 的速度增长，许多城市的初中一、二、三年级学生的近视率分别在50%、60%、70% 左右，许多地方高考生的近视率超过 80%，有些地区达90% 以上。再如，随着社会老龄化速度的加快，老花眼、老年性白内障等疾病也成为影响广大老年人健康、降低其生活质量的主要因素，给社会和家庭造成了巨大的负担，同时也占用了大量的医疗资源。作为一个紧迫而重要的健康问题，视力保护日益受到人们的关注。

　　对于各类眼病的治疗，中西医都有大量的探索与研究，取得了良好的临床效果。除去一些必须经过手术治疗的患者外，大多数患者采取保守疗法。西药对于维持视力有一定的帮助，其疗效得到临床试验的证明，但是，由于药物对人体的毒副作用，因此不建议长期使用。中药与针灸是祖国医学的传统疗法，具有价格低廉、副作用少、疗效确切的优点，得到了广大患者的认可。但是，由于疗程较长，一些患者会对针刺产生恐惧心理，临床依从性较差，因此，寻求一种疗程较短、绿色简便、依从性高、疗效确切的治疗措施成为临床工作者的当务之急。在多年的推拿临床工作中，我总结出一套保护视力行之有效的推拿手法，现介绍如下：

（1）开天门。患者仰卧，医者坐于患者头顶前方（下同），双手四指扶持其头侧部，双手拇指指腹从印堂交替直推至前发际正中（神庭）数次。

（2）分推前额。医者以两手拇指指腹从前额正中分推至两侧太阳穴处，并操作数次。亦可用鱼际或其余四指分推。

（3）捏拿双眉。医者以双手拇指、食指指腹相对用力从患者眉头沿眉弓捏拿至两侧眉梢数次。

（4）推眼眶。患者双眼微闭，医者用双手拇指指腹由睛明穴开始沿上眼眶向外推至目外眦，再沿下眼眶由睛明穴向外推至目外眦，如此操作3~5遍。

（5）点按眼周数穴。医者以拇指指端或中指指端着力，在眼睛周围的穴位上进行1~2分钟的点按，以患者有酸胀感为宜。重点施术于睛明、攒竹、鱼腰、四白等穴位。

（6）指揉太阳穴。医者以两手拇指或中指指腹着力于受术者两侧太阳穴，做轻柔缓和的环旋揉动约1~2分钟，其余四指扶持头侧部助力。

（7）搓掌浴目。医者两掌互相摩擦至发热，随即以掌轻抚受术者眼部，每次停留5~10秒，操作5~7遍。

（8）揉捏耳垂。医者以两手拇指与食指指腹分别揉捏两耳垂 1~2 分钟，重点施术于耳穴的"眼点"处。

（9）按揉五经。医者用双手拇指指腹在印堂至百会穴、攒竹至百会穴平齐处、丝竹空至百会穴平齐处 3 条线路上，分别施以交替按压与点揉手法，操作 3~5 遍。

（10）指按百会穴。医者以拇指指腹着力，垂直用力向下按压头顶百会穴数次。

（11）梳理头皮。医者双手十指略分开，自然屈曲，以指腹自前向后梳理患者头皮，并双手交替操作。

（12）勾压风池、风府穴。医者双手中指指端勾压患者风池穴，单手中指指端勾压风府穴，压后缓揉数下。

利用以上手法也可以进行自我按摩，作为眼部保健的方法。

此外，日常生活中还有保护视力的措施，应该引起我们的足够重视。

（1）加强视力监测。视力监测应统一使用国家标准对数远视力表（5 米测距，4.0~5.3 读数），以方便视力数据的检测、登记、录入、分析、反馈全过程。视力监测的数据必须真实。

（2）改善环境光线亮度。对于日常生活中因学习、工作引起的非职业性视力衰退，最有效的办法是注意用眼卫生。因为在大多数情况下，视力下降和光线不佳（太暗、太亮、眩光、反光等）有关，特别是在用眼强度很大的学习、工作和生活中环境光线亮度不合适。很多时候光线太暗，也有些时候是光线太亮。虽然国际上和中国对于不同室内场合（如起居室、阅览室、写字台等）的光线亮度都制定了严格的标准，但对于普通民众而言，这对于保护视力不是那么直接，因为一般人没有那么多关于环境光线照度（亮度）和人眼视觉的知识。通常，光线不合适主要有三方面的原因：一是所处环境内的光线本身不合适（如过亮、过暗、眩光等）；二是由于身体姿势（如坐姿或头姿）不正确而挡住光线，让本来合适的光线照到目标区域时变暗了；三是光线会快速变化（如早晚的阳光，多云天气或阴/雨变化时的自然光）。另外，不同应用场景对照度的要求不完全相同，而且即使亮度相同，人眼对不同光源（如自然光和电灯光）的感觉也很不一样。因此，普通民众在日常学习、生活和工作中的确不容易判断光线是否合适。

（3）避免长时间、近距离用眼。除病理因素外，大部分学生的视力下降是由于眼睛调解机能的减退。在不佳的环境光线下长时间、近距离用眼，是发生近视、近视加深的主要原因，应尽量避免。另外，近距离用眼时，身体要处于静止状态，而且眼睛离书本、电脑要保持适当的距离（不小于30厘米）。大部分学生的视力下降不是病理性的，而是由于长时间、近距离疲劳用眼。眼睛调解机能的减退，直接表现为散瞳后的眼轴被拉长。因此，保护学生的视力，首先要克服学生长时间、近距离用眼，如长时间连续看书写字、看电视、玩电脑等。正常情况下，学生的视力都可以发育到5.3、5.2的水平，如何让学生保持5.3、5.2的视力是视力保护的第一目标。

（4）坚持进行户外运动。多进行一些户外运动，在促进血液循环的同时，眼睛会有更多的远眺时间。户外运动还有助于放松眼部肌肉、神经，其对视力保护的作用不言自明。

（5）经常做眼保健操。眼保健操采用按、转、眺三种有效的运动方式，同时作用，有助于调节肌肉，改善眼的疲劳。

（6）正确配戴眼镜。我们的眼睛要看清某物，必须使从物体反射来的光线发生屈折，使光线聚焦在视网膜上形成清晰的图像。

近视者能看清近距离的物体，远距离的物体看起来很模糊，这是因为图像被聚焦到视网膜的前方了。纠正的方法是让近视者戴凹透镜，这样可使聚焦后的图像稍向后移，恰好落到视网膜上。远视的原因是眼球的前后径变短，近距离的物体发出的光线被聚焦到视网膜后面，物体看起来就很模糊，只有远距离物体能看清晰。矫正远视则用凸透镜，使光线稍向内屈折，使聚焦后的图像稍向前移，恰好落在视网膜上。

眼镜是矫正视力的工具，是眼睛的拐杖。矫正了视力后，人们往往由于难以改变长时间、近距离的用眼习惯，又产生了新的近视。随着戴镜视力的下降，裸眼视力又下降了一大截。对低度近视者来讲，配眼镜的原则是：宁浅不深；戴眼镜的正确方法是：需要看清而看不清时才戴眼镜，因为看近物时，根本不需要戴眼镜。

刚开始有点近视，尽量不要佩戴眼镜。使用眼镜近距离阅读，只会加重近视。

（7）注意眼睛的保湿。在我们的眼球表面，有一层薄薄的起润滑作用的泪液膜，随着眨眼使眼睛保持着湿润。在通常情况下，每分钟要眨眼10~20次。如果空气干燥或一直全神贯注，十多秒之后，泪膜上便会出现一个个干点，眼球表面会越来越干燥。

而当专心致志阅读或操作电脑时，眨眼频率会明显减少到每分钟5次左右。眼睛长时间盯在屏幕上，会造成眼疲劳，导致视力下降，同时，由于眼球干燥，角膜和眼睑之间"眼开眼闭"容易造成擦伤，从而引发眼睛干涩、炎症和疼痛，形成干眼症。热衷上网或者看电视的人，还要特别注意眼睛的保湿。

大脑重量与耗氧量有何特点?

大脑是人体的生命中枢,总质量约为 1400 克,只占人体总质量的 2%左右,但对氧的消耗却占人体总耗氧量的 20%左右。脑组织所需的氧等能源物质全部来源于血液供应。在安静情况下,心脏每分钟供给脑部的血量约为 750~1000 毫升,平均每秒钟 100 克脑组织的血流量约为 45~65 毫升,占全身供血量的 15%左右。

脑组织本身几乎没有一点点供能物质储备,全部依靠脑循环带来新鲜血液中的氧气来维持生存和执行正常的生理功能。所以,脑组织对缺氧(缺血)的耐受能力最低。脑的慢性轻度缺氧即可引发困倦、注意力分散、记忆力降低等症状,随之出现意识障碍、惊厥、昏睡或昏迷,以至死亡。如果脑的供血供氧完全中断,在 8~15 秒内就会使人丧失知觉,6~10 分钟就会造成不可逆转的损伤。

第7节

何为脊柱的内在平衡和外在平衡？有何临床意义？

在20世纪70年代，有专家提出，对脊柱方面的疾病来说，要用脊柱定位旋转复位法纠正脊柱的内外平衡。经过数十年的临床运用和理论研究，脊柱的内外平衡学说得到了广泛认可，其内涵与外延也得到了进一步的发展与确立。内在平衡是指椎体小关节的压力和椎间盘髓核的张力的平衡，外在平衡是指脊柱周围的韧带肌肉等软组织的平衡。内在平衡是脊柱运动的基础，而外在平衡是脊柱运动的动力，两者是互相联系、互相影响的。在外力的作用下，一旦脊柱的内在平衡遭到破坏，外在平衡也必然遭到破坏，继而出现局部疼痛和功能受限等临床症状。

当时我对这一学术思想颇有兴趣，在这一学术思想的指导下，治疗了许多脊柱相关的疾病，如颈椎病、胸椎小关节紊乱、腰椎间盘突出、腰椎骨关节病以及各类慢性腰痛，运用脊柱内外平衡的学说纠正脊柱的内外平衡，用手法调整偏歪的棘突，使之恢复到正常的解剖位置，其外在平衡也得到相应的调整，临床各类症状如局部压痛、两侧的肌肉痛以及活动功能受限等均得到了明显的改善。

近年来，电脑、手机的普遍应用，给颈椎带来了极大的负担，常会引起颈部疼痛、屈伸不利、肩臂疼痛麻木，甚则头晕、视力模糊。当我们遇到这类疾病时，首先要分清其属于哪个类型的颈椎病，中医常分为风寒湿型、气滞血瘀型、肝肾阴虚型、气血不足型和痰湿阻络型。

现代医学可分为颈型、神经根型、椎动脉型、交感神经型和脊髓型，如两型的症状同时出现，可为混合型。针对上述各类分型，在治疗上可以根据类型的不同选择其对症手法和相应穴位，以放松肌肉改善症状。无论是哪一型，治疗的核心都应该着眼于调整颈椎的内外平衡，纠正偏歪的棘突。这是治疗的关键。从病理上来分析，由于外伤、姿势不正以及风寒湿的侵袭，致使颈椎的某些小关节偏离了正常位置，这种现象必然会压迫和刺激邻近的软组织、神经根、椎动脉、交感神经等，出现卡压症状，继而引起颈部疼痛，颈部前屈、后伸、侧曲等活动受限。如果神经根受到了压迫和刺激，就会导致肩臂疼痛，手指麻木；如果供应头部血液的椎动脉受到卡压，就会导致头晕目眩，甚至猝倒；如果交感神经受到卡压，就会导致心慌、气短、心律不齐、视力模糊等。还有占颈椎病发病率不到10%的人会有脊髓受压的症状，常会出现上肢与下肢运动和感觉异常、步态不稳、平衡失调、行走时如履沙滩好似踩棉花的感觉，这一类型在治疗上要慎重，不要盲目使用搬动法。如果患者症状不是很严重，年龄尚可，可以在颈椎使用轻手法和颈椎椎体的微调方法，从而收到一定的效果。如效果不佳，医者缺乏临床治疗经验，可以考虑手术治疗。

我们在治疗胸椎关节紊乱、胸椎侧弯后凸畸形和腰椎间盘突出、各类慢性腰痛、骶髂关节损伤和错位时也都运用了上述的学术观点，通常都能收到满意的治疗效果。值得指出的是，在使用各个部位的搬动法时要根据年龄、体质和具体病情，不能千篇一律，要给予区别对待。如颈椎的矫正方法从体位上来讲，可分为坐式的、仰卧式的、俯卧式的；从搬动的方向上来讲，有旋转式的、侧曲式的和牵拔式的；从搬动的不同节段来讲，分上颈段、中颈段、下颈段；从搬动的角度上定位，可分为下颈段前屈20°~30°、中颈段中立位、上颈段颈部稍后仰，这样使颈椎的小关节压力减轻，周围肌肉放松，便于施用搬动法，成功率相对较高。在施行腰部和骶髂部的搬动法时难度更大，尤其对于体重较重者、肥胖者和陈旧性病变者，更是要体现医者的技巧性和足够的力量，既要安全可靠又要行之有效。施行搬动法之后如尚存一些残余症状，局部酸痛、活动功能受限，还要施用局部按动法、理筋法等，这样才能发挥各自不同手法的综合作用。这一切充分表明，"筋骨并重""正筋先正骨，骨正筋自舒"的理论是行之有效的。

　　脊柱疾病治疗原则：

> 局部放松，三五分钟。
>
> 首当复位，矫正畸形。
>
> 再行按动，关节稳定。
>
> 对症取穴，精准施用。
>
> 症状缓解，疼痛减轻。
>
> 骨正筋柔，筋骨并重。
>
> 标本兼治，立竿见影。

第 8 节

肩颈一体的原理是什么？

肩部疾病在日常生活中比较常见，慢性劳损、风寒湿邪、外伤侵袭、筋脉失养，都可导致肩部疾患的发生。由于肩关节是人体活动范围最大的关节，因此，肩部疾病不仅给患者带来了极大的痛苦，而且康复速度也比较缓慢。俗话说，良好的开端就是成功的一半。临证时准确选择手法治疗的切入点，成为获得满意疗效的重要保证。

肩部在多方面与颈椎有极为密切的联系，临证时应建立起"肩颈一体"的观念，因此，在治疗肩部疾病时，要把突破口放在颈部，这样不仅能够开阔治疗思路，还可帮助我们打破肩部疾病的治疗瓶颈，取得意想不到的良好效果。正所谓"治肩先治颈，专家不用请；治肩不治颈，医生没睡醒"。肩与颈的密切联系表现在以下三个方面：

首先，支配肩部的神经来自颈部，交感神经链位于颈椎椎体两侧，颈椎周围组织病变及颈椎本身的骨质增生刺激和压迫交感神经链，从而引起肩臂痛；寰椎神经从背根神经节远端数毫米处发出，受纳了来自交感神经链的交通支，主干返回椎间孔，在椎管内分出上、下行支与横支，与对侧、邻近的上下节段相应的分支吻合，分布于纤维环外层、前纵韧带、硬脊膜、项韧带。寰椎神经受到刺激或压迫，引起反射性肩臂痛。臂丛神经上干 C5 神经根发出的腋神经支配三角肌和小圆肌，椎体退行性变、椎间盘突出、软组织痉挛钙化等对 C5 神经根的压迫刺激也可引起肩部疼痛。

所以，在许多肩周炎病例的治疗中，一旦纠正了偏歪的颈椎位置，减轻了对神经的压迫与刺激，便可极大地改善肩部疼痛与功能障碍等症状。

其次，斜方肌、肩胛提肌、菱形肌均起自颈部止于肩部，三角肌起自斜方肌止点，间接地与颈部产生联系。此类肌肉有序正常地收缩、舒张，与其他颈肩部肌肉共同完成复合型的颈肩部活动。由此可见，颈部与肩部的肌肉不仅位置相互邻近，而且功能协调统一，二者构成了一个有机的整体。

最后，颈与肩之间有多条经脉循行通过，尤以手三阳经和督脉与颈肩部关系密切。《灵枢·经脉》指出：手阳明大肠经，上循臑外前廉，上肩，出髃骨之前廉，上出于柱骨之会上；手太阳小肠经出肩解，绕肩胛，交肩上，其支者：从缺盆循颈，上颊；手少阳三焦经循臑外上肩，其支者：从膻中上出缺盆，上项，系耳后。《素问·骨空论》指出：督脉还出别下项，循肩膊内，侠脊抵腰中。《灵枢·经脉》指出：督脉之别，挟膂上项，散头上，下当肩胛左右，别走太阳，入贯膂。这些经文都说明手三阳经循行路线经过肩颈，肩与颈通过上述经脉输送的气血而共同得到濡养。《灵枢·本藏》指出：经脉者，所以行血气而营阴阳，濡筋骨，利关节者也。同时，若其中某一部位发病，导致局部经络痹阻不通，影响脉气运行，可通过循经传变而相互影响。

综上所述，颈与肩神经联系密切，肌肉相互配合，经络彼此联通。无论从生理功能，还是从病理变化的角度分析，都应把颈肩看成一个有机的整体。颈是肩的基础，肩是颈的反映，二者相互影响，不可分割。

关节急性扭伤时，如何判断是筋伤还是骨伤？

关节扭伤多由于外界过大的力量作用于关节，使其周围的软组织出现撕裂、破损，其关节活动范围被强行扩大，同时可能伴有关节软骨或骨骼的损伤。

关节扭伤多为暴力所致急性发病。

遇到关节扭伤时，不要惊慌害怕，须第一时间对损伤关节进行制动，随后对伤情作出初步判断。伤情初步判断可以在第一时间明确筋伤或骨伤，更有利于后续有效地开展针对性的治疗，对进一步的专业治疗起着关键的作用。在急性损伤后，我们应按照如下步骤进行判断：

（1）观察扭伤部位：是否有肉眼可见的肿胀、青紫。

（2）触摸扭伤部位：先用手轻触扭伤部位，确定是否有皮温升高、是否有可触及的肿胀，随后稍加力，触摸疼痛点附近是否有明显的软组织挛缩。

（3）运动扭伤关节：先进行轻微运动，感知运动时最痛的点在哪里，随后逐步加大运动范围，继续寻找其他疼痛点，同时观察损伤的关节附近是否有异常运动（可与对侧对比）。

（4）尝试负重运动：使损伤的关节轻度地承受体重，进行缓慢的运动，感知关节是否可以负重，同时寻找负重时最痛的点，再者需要观察轻度负重活动后是否出现新的青紫和肿胀。

关节的急性损伤，可分为皮下组织损伤、肌腱韧带撕裂、软组织离断撕脱、撕脱性骨折、关节滑膜损伤、骨裂、单纯性骨折、粉碎性骨折。

（1）皮下组织损伤：该损伤为轻度关节扭伤，多出现局部明显肿胀、青紫，触之皮温不高，轻度运动疼痛但负重运动疼痛不加重。

（2）肌腱韧带撕裂：疼痛反应不强，局部不出现青紫和肉眼可见的肿胀，触之皮温不高，略有肿胀，轻度运动疼痛明显加重，负重运动几乎不能完成。

（3）软组织离断或撕脱：疼痛反应不强，局部不出现青紫和肉眼可见的肿胀，触之皮温不高但肿胀明显，并且能够触及挛缩的软组织（筋包），轻度运动疼痛不明显，但可发现超出关节范围的运动，可完成一部分负重运动但疼痛加重。

（4）撕脱性骨折：疼痛反应不强，局部出现青紫但范围不在损伤点，肿胀明显，皮温升高，能够触及挛缩的软组织及脱落的骨片，轻度运动疼痛不明显，但可发现超出关节范围的运动，可完成一部分负重运动但疼痛加重。

（5）关节滑膜损伤：疼痛强烈，无青紫，肿胀明显且蔓延整个关节，皮温不高，触及不到挛缩的软组织，轻度运动疼痛加重或不能运动，负重运动无法进行。

（6）骨裂：疼痛反应不强或者无痛，无青紫，肉眼无可见肿胀，但触摸有肿胀，皮温先不高，后升高，局部的骨骼明显压痛，且疼痛向上、向下传导，轻度运动可进行，但无法完成负重运动。

（7）单纯性骨折：疼痛明显但可承受，局部无青紫，肉眼可见明显肿胀，皮温先不高，后升高，局部骨骼明显压痛，轻度运动疼痛加剧且出现异常运动，无法负重运动，损伤局部有明显的骨骼摩擦感。

（8）粉碎性骨折：疼痛不明显，局部大片青紫，肉眼可见明显肿胀，皮温升高，局部摸不到骨骼或摸到可以移动的骨骼，轻度运动疼痛剧烈并产生异常运动，无法进行负重运动，损伤局部有明显的骨骼摩擦感且不成形。

通过以上的初步判断，我们可以明确损伤的组织与部位，将判断的结果第一时间汇报给专科医者，从而缩短医者的查体时间，使患者得到最及时的专业治疗。

第10节

两侧肱动脉压差过大有何临床意义？

在测量血压时，将左右两侧臂部测出的肱动脉收缩压进行对比，两侧压差若超过 20mmHg，例如：左侧肱动脉测出的收缩压是 120mmHg，右侧收缩压是 150mmHg，压差超过 20mmHg，可提示一侧颈动脉或者锁骨下动脉出现狭窄、硬化或斑块。若斑块较大，有可能引起脑中风。要提高重视，以免出现危险。

按动疗法的理论与临床应用

一、按动疗法的起源与历史

北京按摩医院始建于 1958 年，是一所以中医按摩为特色的专科医院，至今已经走过了 60 个春秋。经过长期的临床实践，医院积累了丰富的诊疗经验和独到的按摩手法。20 世纪 70 年代，医院的医生在临床中发现，医患互相配合进行按摩治疗可以收到满意的疗效。后来，在继承北京地区众多著名按摩前辈的特色手法的基础上，通过长期不断的摸索和临床实践，并查阅大量中医古典医籍，北京按摩医院最终形成了以按动为特色的临床治疗风格。按动疗法现已应用到临床多种疾病的治疗中。20 世纪 90 年代初，北京按摩医院在撰写《中国按摩全书》的过程中，曾多次阐述了按动疗法的理论依据及临床应用，并在国内外的相关学术交流以及医院组织的高级按摩师培训班中对该疗法的特点、操作方法以及广阔的应用前景进行了介绍和讲解。

二、按动疗法的定义

按动疗法又称动压法，它属于中医外治法的范畴，是在中医理论的指导下，利用医生的双手，根据患者的具体病情，在体表特定部位或穴位上施用按压的手法，同时嘱患者做主动或被动的肢体运动，并配合呼吸等，以达到平衡阴阳、矫正畸形、解痉镇痛的医患配合、动静结合的治疗方法。

三、按动疗法的分类形式

按动疗法操作灵活，形式多变。按动疗法可按运动形式分为肢体运动按动法、呼吸运动按动法；按治疗中按揉部位与病灶的关系，它可分为局部按动法、远端按动法；它还可按运动主体分为主动按动法、被动按动法等。而在肢体运动按动法中，按动疗法又可以按关节运动方式分为单向运动按动法、复合运动按动法；在呼吸运动按动法中，它可按呼吸方式分为自然呼吸迎随按动法、顿咳按动法、呼吸引导按动法等。但无论如何归类，按动疗法作为一个临床治疗手段，总是以病灶为中心的。因此，就基本按动疗法分类而言，我们将按动疗法分为局部按动法和远端按动法，并以此为按动疗法的全部手法操作。

1. 局部按动法

局部按动法指医者围绕患病部位局部进行手法操作，同时令其相应地做各种主动或被动的活动，从而达到通经活络、镇静止痛、拨离粘连、解除痉挛、调理脏腑等功效。本法应用广泛，对几乎所有的按摩临床常见病均适用。针对患病部位进行局部手法施术是按摩治疗的主要形式之一。在此基础上，按动疗法配合以相应的肢体运动和呼吸运动，使治疗力与运动力在相互叠加中互为支撑、互为引导、相辅相成，充分体现了按摩"离而复合""合中寓开"的妙用。在局部关节病变中，当人体某关节发生急慢性损伤时，一方面，由于毛细血管破裂，组织水肿，局部韧带剥离损伤，肌纤维排列紊乱；另一方面，软组织损伤会刺激神经感受器，引起损伤性疼痛，疼痛刺激反射性引起肌肉紧张挛缩，进而产生保护性制动，出现功能障碍。同时，损伤后的软组织会有炎症反应，充血、水肿、渗出，继而逐渐粘连，关节由自身保护性制动转变为粘连性制动。此时，可采用局部按动法，即给损伤部位以一定的牵引力，一手按住损伤部位（痛点），主动或被动做关节屈伸旋转运动，使受伤的软组织因关节的充分展开而得以舒展。之后在压力作用下，靠关节闭合使局部软组织"顺筋归位"，纠正了软组织解剖结构的异常，有益于缓解疼痛，解除功能障碍。就肌体而言，感受器对恒定刺激所感受之强度，常在初期时最强，之后逐渐减弱并适应。肌肉肌腱中的感受器对肌肉张力的变化最为敏感。按动疗法施术过程中，一边按压痛点，一边施术相应关节，使肌肉处于收缩、松弛的动态变化中，使牵张感受器感受轻重不同的刺激，避免感受器对手法操作的适应性，增强手法作用的传入冲动，在神经中枢对痛觉的传入产生抑制。因此，局部按动法在修复损伤、解除疼痛方面疗效突出。同样，在以腹部按摩为主的内科、妇科疾病治疗中，迎随患者的自然呼吸或有意识地引导患者呼吸可以在一张一弛间使手法深透内达，并提高手法的指向。腹肌的运动与适当的手法可以很好地促进腹内血液循环，增强代谢与机能发挥，从而调理脏腑功能。另外，腹腔内分布了极为丰富的交感和副交感神经，它们对于呼吸运动和有节律的肢体运动的敏感性要远高于单纯的按压推揉。因此，局部按动治疗对协调自主神经的平衡作用也是十分显著的。

局部按动治疗中，点按揉推的手法要平稳准确，并随关节活动或呼吸运动时表现出的肌肉张弛、肌筋位移、组织相互摩擦等现象灵活调整按压的力度、角度。同时，关节活动须以局部按摩为指向，宜慢不宜快，其活动幅度须在关节可能活动或患者可以耐受的范围内进行，避免强压硬扳或按、动分离。呼吸运动时同样应在感知患者呼吸节律的基础上迎随、配合或适当引导，除短暂的顿咳屏气外，应避免使患者憋气或急促呼吸。

2.远端按动法

远端按动法就是在远离病变部位，依经络循行规律和形体对应关系，选择相应的、具有治疗作用的穴位、痛点和部位，以手或器械捏拿按压并配合病变局部或其他部位的活动。

远端按动法所取部位大多是与患病部位存在着经脉络属关系的腧穴或区域，也有一部分是依据形体上下、左右、前后、交叉等对应关系而选取的反应点和对应区。由于需要与患部达成呼应和应和，因而手法刺激量稍大。而与之相应的运动以患部为主，因局部没有手法操作，运动大多为主动运动或在医者的引导、辅助下的半主动运动。此类运动仍须避免过力和屏气，但由于是主动运动，又有远端手法配合，应要求运动达到足够的角度和量。远端按动法的操作难点在于手法刺激与肢体运动的配合。一般而言，较为舒缓的、持续的手法操作，手法刺激应随运动渐加并同时达到峰值，并稍持续。如捏拿腓肠肌腰部后伸法。如是短促的牵引或顿咳，手法发力则须与患者的运动同时发出，这样才能形成合力。

在软组织损伤的各类疾病中，远端按动法一方面针对病变局部，在理筋正骨手法治疗后残留部分症状时施用，以增强疗效。另一方面，它也广泛用于缓解因急性损伤而致局部无法操作的病症。例如，对于慢性膝关节骨性关节炎患者，使用局部按动等手法治疗之后，局部仍有一定症状。此时若在局部继续治疗，意义不明显。可点按腹部肓俞穴并配合膝关节屈伸运动，使膝关节活动更为灵便。又如，颈椎病患者治疗中，颈部侧屈受限时进行局部按动后仍存在一定角度的侧屈受限，在局部继续操作疗效不明显时，可以在同侧上肢曲池和阳溪穴同时点按一分钟并嘱患者做颈部侧屈运动，颈部侧屈受限即刻缓解。在内科、妇科治疗中，肢体远端的一些特定穴对调理脏腑功能有着极佳的效果。为进一步提高这些穴位的功效，按动疗法运用远端按动，以点、按、提、拿等手法进行穴位刺激，同时嘱患者运动肢体或有意识呼吸，从而大大提高了穴位手法的经络感传并集中了治疗的指向。如点按太冲穴平肝潜阳时，可在点穴的同时嘱患者做屈髋外展内收运动，激发下肢内侧足厥阴经的感传。再如拨揉胫前足阳明胃经区以和胃止痛时，可嘱患者将腹式呼吸集中于上腹部，可提高治疗的准确性。

关于经络感传和对应止痛，中西医都进行了大量的实验研究，其中著名的"闸门学说"为取穴止痛提供了现代研究依据，也是远端按动在止痛方面的印证。现代医学认为，软组织损伤的症状是疼痛，疼痛刺激感觉神经传入脊髓后角，继而上传脑部，在大脑中形成兴奋灶，产生痛觉，并引起运动交感神经兴奋，使肌纤维和血管处于收缩状态，局部血流减少。局部缺血、缺氧又可加速致痛物质的释放而加重疼痛。而分布在远端的一些触压感受器在被按压后发出信号，原有病处传入相同神经通路的疼痛信号被这一信号"占领"，从而解除了局部疼痛并打破病变部位的恶性循环，达到有效镇痛的作用。远端按动法是按动疗法对祖国医学循经取穴理论的提高和发挥，如何与现代神经学、解剖学形成交集和吻合是一个长期的课题，也是按摩现代化的方向。

四、按动疗法的特点

1. 整体观念，辨证论治

整体观念是中国古代唯物论和辩证思想在中医学中的体现，它贯穿于中医学的生理、病理、诊法、辨证和治疗等各个方面，也是所有中医疗法共同的基本指导思想。按动疗法继承和遵循中国传统的唯物论和辩证法思想，运用"取类比象"的整体性观察和网络式的辩证思维，通过对现象的分析，探求有关疾病与健康的内在机理。另外，按动疗法结合按动治疗手段和治疗路径的特异性，形成了独具特色的思维方法和辩证体系。其基本特点表现在以下两个方面：

（1）按动疗法在传统整体观念的基础上，体现了更具手法特色的整体观念视角，这就是局部整体观。按动疗法认为，中医的整体观并非机械性的系统划分和线性的信息串联，整体的概念是相对的，按动疗法充分运用整体的相对性原理，更具体、更灵活、更辩证地分析和治疗疾病。整体的相对性是指整体是相对于局部而言的。如果认为人体是一个整体，那么皮、脉、肉、筋、骨以及五脏六腑、十二经脉都是局部。同样，如果把一块肌肉或整个肌群视为一个整体，那么这块肌肉或整个肌群内的任何一个部分都是局部，包括它的起点、止点、肌腹，甚至任何一个肌束。按动疗法认识到，疾病的发生都是以局部病变开始的，围绕病灶区域进行相对的整体思维，有利于抓住关键、针对治疗。如把脊柱及其周围软组织作为一整体，那么周围的肌肉、肌腱、韧带、骨膜、筋膜、神经和血管则为附属局部。任何一部分的损伤和变异都会影响整体的平衡和正常运转。例如，在急性腰扭伤时，病变部位可产生损伤性无菌性炎症，还可因肌肉挛缩引起小关节移位。治疗中，先将腰脊筋—肉—骨视为一个整体，进行松肌、理筋、正脊的综合治疗，再将腰腹视为一个整体，考虑腰腹前后平衡对应关系，进行提拿腹肌的辅助治疗，最后从整个经络的循行连属进行远端按动法治疗，层次清晰、思路明确、疗效显著。又如，许多痛经患者可在腰骶、骶髂处发现骨关节的不正，并触及盆区肌、筋的痉挛或变性。将骨盆筋骨与内在的子宫、卵巢视为一个小整体，再结合相关络属的经脉，就形成了按动疗法特有的和解治疗痛经的综合手法。

（2）按动疗法运用传统经络辨证中的方法（原络配穴法、俞募配穴法、循经远近取穴法等），从皮、肉、筋、骨（关节）、脉等形体部位进行辨证论治，并结合自身在治疗路径、操作部位、施术方式等方面的特点，突破性地提出了以经络辨证为基础，以五体辨证为核心的辨证论治方法。正如许多老专家指出的那样，将膝关节骨关节病辨证为肝肾亏虚，可以很好地指导临床用药，却无法指导分经取穴和手法操作，按动疗法利用其独特的辨证方法，很好地解决了这一难题。

2. 治病求本，标本兼治

按动疗法认为治病必求于本，本是指引起疾病的根本原因，标是指疾病所表现出来的症状和现象。按动疗法治病的根本出发点就是要解除引起疾病的本质原因。通过临床观察证明，相当一部分骨伤科、内科及妇科疾病的根本原因在于脊柱小关节紊乱、肌肉韧带的位置改变、经络瘀阻、气血不畅，而肌肉的僵硬条索和肿胀疼痛只是其标。在一些综合性医院用药物久治不愈的骨伤科、内科及妇科疾病，其本质原因也是脊柱小关节的紊乱、肌肉韧带的位置改变，不少患者在尝试各种常规治疗未见效后才逐渐找到疾病的本质。而按动疗法按压与运动相结合的手法可直接纠正脊柱小关节位置异常，理顺肌纤维、韧带等软组织，加快血液循环，促进组织的新陈代谢（疏经通络），使软组织恢复正常解剖位置，脏腑功能调和，从而有效解除相关疾病的根本原因，达到治愈疾病的目的。

3. 医患配合，动静结合

按动疗法区别于其他按摩治疗方法的主要表现有以下两方面。

（1）能够从技术操作的角度主动实现医患在治疗过程中的相互配合。按动疗法将患者单向地、单纯被动地接受治疗改变为主动参与自身治疗并配合医生的各种操作，从而实现了治疗的双向性和有效控制。医者运用适当的手法，如点、按、拨、提、揉等，作用于患者相应部位或穴位上，同时嘱患者主动地配合运动或被动地活动肢体关节，这是按动疗法最为基础的施术方式，也是按动治疗中独具特色的治疗手段。按动疗法中的"按"可以说是按摩手法的总称，不仅仅是按压或点按，还包括了拿、揉、拨、提、牵等多种手法，而"动"则是患者在医生的指导下主动或被动地运动肢体关节，如呼吸、顿咳、屏气、收缩肌肉等各种配合性活动。按动疗法就是要患者更好地参与治疗，从而充分利用患者的自身感觉和主观能动性，大大提高治疗效果。例如颈椎按动微调法，以棘突向左侧偏歪为例，患者坐位，医者立其后，医者用一手拇指抵住偏歪棘突的左侧，向右用力并同时嘱患者先向左转头再向右转头，施术3~5遍即可调整颈椎棘突偏歪。按摩作为外治法，其治疗主要是通过手法力在机体相应部位产生的效能起作用的，按动疗法就是要将医者的治疗力与患者的运动相结合，使二者形成对应、对抗或叠加的契合，这一合力由于是在相应的运动中实现的，从而更为灵活、更为深透。同时，运动下的手法施术还更有利于医者对病灶区状态的诊察并体会治疗部位的细微变化，这有利于治疗力的发挥。例如颈部屈伸按动法，医者的按压力与患者颈部的屈伸动作能在病灶部位形成对抗，从而将两力叠加，产生明显的酸胀感并可迅速达到松筋止痛效果。按摩治疗中对于力量的把握是非常关键的，但这一要领难以掌握。按动疗法通过医患间的这种动作配合可以充分利用患者自身感觉，从而实现力达病所、中病即止。当患者在运动过程中出现明显的不适或疼痛时，就会在动作中表现出停顿、痉挛、呼痛等，此时医者可以第一时间根据手所感觉到的机体变化和运动角度状况，控制治疗力量并作出适时的调整。这样就能很好地掌握每次的治疗力度，通过对治疗前后的对比来评估疗效。

（2）按动疗法不同于术者单纯施术、受者单纯受术的静态按摩模式，它将中医"动以应阳，静以潜阴"的理念引入按摩治疗之中，形成了动静结合的手法治疗特色，并贯穿于整个疗法理论与临床治疗之中。按动疗法的每一治疗都贯穿着按与动的结合，体现了阴阳静动对于手法治疗的直接指导。按动疗法十分重视肢体运动与呼吸运动在治疗中的作用，认为这是手法治疗中不可缺少的一环。但这一"动"若没有相应的指导与配合，就会变成漫无目的的"盲动"，失去治疗意义。因此，在综合分析诊察资料、细致辨证的基础上，施用一些相对静止的、带有指向性和激发作用的手法，可以很好地凝聚内在与外在治疗力，达到治疗作用。例如腰部的屈伸按动法，腰扭伤的患者或许可以完成一定角度的腰部屈伸运动，但单纯的屈伸没有治疗作用，此时若术者以拇指按压痛点，与屈伸相配合，就能很好地将屈伸力与按压力相结合，形成内外合力，并激发局部的气血运行，从而起到极佳的解痉止痛效果。再如，针对胸胁屏伤的牵臂顿咳法，其动静转化就十分迅捷。术者先牵举患侧上肢，使患者的胸廓张力被动提高，然后嘱患者顿咳出声，利用顿咳产生的胸廓内压骤变和多肌协动调节肋软骨和肋间肌。待咳声一止，患者欲松之时，术者迅速牵抖患侧上肢，利用上肢的牵拉再次调整患侧胸廓。这一过程中，胸廓与上肢两方就在一个顿咳的瞬间实现了动与静的转换，这是按动疗法动静结合的典型病例。

4. 省时省力，针对性强

临症首当细诊断，抓住主证是关键。阳性体征莫忽视，对症施法疗效显。这是按动疗法的重要指导思想之一，说明按动疗法在诊治疾病之前首先要全面地询问患者的病情，细致地检查患者的体征，并参考影像学检查。综合分析、去伪存真，抓住疾病的主症，结合阳性体征与阳性反应物，针对主症和阳性体征进行治疗，可使其功能迅速恢复。例如，对于腰椎间盘突出症伴直腿抬高受限，可使用局部按动法在腰椎间盘突出节段进行治疗，解除神经根刺激，缓解腰部疼痛，同时使用远端按动解除直腿抬高受限。按动疗法区别于其他按摩疗法的主要表现在于针对主症与阳性体征有针对性的手法治疗，因此，治疗时间大大缩短，突出了省时省力的特点。这样一来，与现在推拿临床的常规按摩手法相比，按动疗法的每一步治疗直达病所，每一个手法都在主症与阳性体征的治疗上发挥着不可或缺、不可替代的作用，如此，按动疗法又突出了针对性强的特点。此外，按动疗法在长期的临床实践中拓宽了按摩的适应证。例如，下颌关节紊乱、寰枢椎移位、肋软骨炎、骶髂关节紊乱及耻骨联合分离症等推拿临床疑难病也找到了针对性强、省时省力的治疗方法。对于单独的不适症状而言，我们也有行之有效的方法，可以在短时间内解除不适。例如：咳嗽、胸闷、直腿抬高受限、腰部屈伸受限、颈椎旋转时有弹响声、膝关节屈伸不利等，这些症状我们都有针对性的手法来解决。我们在多年应用按动疗法的过程中形成了一套行之有效的基本操作流程："局部放松，三五分钟。首当复位，矫正畸形。再行按动，关节稳定。对症取穴，精准施用。症状缓解，疼痛减轻。骨正筋柔，筋骨并重。标本兼治，立竿见影。"

五、按动疗法操作要领

按动疗法手法操作要领主要从体位、手形、角度、力量、方向、作用点六方面入手，只要从这六要素入手练习和应用，在临床上便能达到驾轻就熟、提高疗效的目的。

1.体位

体位选择是按动疗法中十分重要的环节，合理的体位是充分发挥按动特色的基本保证。所谓体位，包括两个层面的含义。一是医者施术时所用体位，二是患者受术时所用体位。就医者而言，当根据自身的具体情况（如施术部位、身高）选择合适的体位，所选体位的根本目的是便于发挥手法的长处，发力自如，得心应手。就患者而言，医者应指导患者选取合理的受术体位，首先要使患者放松，便于手法的操作和力的渗透；其次是充分暴露受术部位，以利于医者的手法操作。

由于按动疗法强调的是医患之间的配合与协作，因此，二者保持一个稳定、平衡、舒适、放松的相对位置十分重要。一般而言，按动手法操作中，医者要面对患者而立，保持身体重心稳定，并根据治疗的需要预留出足够的活动空间，使得手法与步伐都能做到灵活平稳。尤其是某些肢体按动手法的动作复杂，力向多变，运动角度大，医者若不事先保持一个相对合适的站位和姿态，就会影响手法的到位，降低对手法效应的感知，甚至束手束脚、动作变形，造成损伤。如旋髋按动髂前法，下肢要做大幅度的屈膝屈髋外展外旋，此时医者就应面对患髋而立，双脚取一前一后的半"丁"字步，身体与床沿保持约半尺的距离。这样，医者可灵活地前后左右移动重心，随患者肢体的运动而迎随，保证了手法在运动与稳定间的动态平衡。实施按动疗法的中医者的体位灵活多变，有侧立、背立、坐位、半蹲位等等，总体上是为了保证手法力的发出和足够的按动空间。

按动治疗中，患者不是单纯被动地接受治疗，而是作为治疗主体的一部分参与全过程。因此，配合手法施术，患者维持一个相对稳定、松弛，利于手法按、动配合的体位同样十分重要。以肩关节为例，肩周炎治疗中的诸方向上的按动治疗，坐位比卧位更为灵活方便。菱形肌损伤时，肩关节内收位可外展肩胛骨，有利于手法发挥。而提捻背筋时，上肢内旋摸脊位更利于定位。由于患者缺乏相应的医疗知识，其体位的选择大多由医者根据病情和手法设计指导确定。

2. 手形

在按动疗法的实施中，医者的手形也至关重要，故单列提出。手形正确、协调，才能在脊柱关节整复中达到发力"轻巧、稳准、高效、安全"的目的。在软组织损伤时，手形正确、协调，才能达到"深透、柔和、均匀、持久"之功。也只有采取了恰当的手形，才能保证手法力与运动力的协调、配合，实现医患之间、动静之间的有效结合。

为适应不同手法的操作，按动疗法形成了丰富的手法形态，不同的手形各有其适用的部位和操作方式。如颈胸段扳动法中的小鱼际切按、腰骶部的拳拨、膝关节的抱持、髌骨缘的爪提、踝关节的腋下挟持、豆骨定位时的腕伸、仰卧牵颈时的食指掌指关节卡顶、双手拇指掌指叠压助力、双臂交叉"八"字分推等。不同手形对于劲力的深透、配合力的集中、定位的准确、发力的稳定都起到了重要的作用，是按动手法必不可少的要领。

3. 角度

角度是按动手法操作中的关键要领之一，是按动手法能否取得良好疗效的重要因素。按动手法的角度主要体现在脊柱关节的调整和肌肉、韧带及肌腱等软组织异常解剖位置的调整。

（1）在脊柱关节调整方面：合理的角度包括患者自身关节的屈伸角度和医者施术时作用力的角度，两者必须相互配合、协调统一，才能达到更好的调整效果。例如，调整上颈段时需要头部微后仰，调整中颈段时需要头部处于正立位，调整下颈段时头要前屈一定的角度。同时，医者用拇指顶住棘突偏歪一侧，与矢状轴成垂直方向的角度向健侧顶推，这样一来，复位准确，角度的大小容易把握，易使关节恢复到正常的解剖位置。

（2）按动疗法对调整软组织方面所使用的作用力的角度也是有严格要求的，有与肌纤维、肌腱及韧带方向垂直、成夹角或平行推进的。这些区别取角应根据病灶的异常形态而定。当肌纤维、肌腱及韧带处于挛缩状态时，在操作时应采取平行推揉的按动进行操作。当两条肌腱发生粘连时，在操作时应采用与两条肌腱的移行方向成夹角的作用力进行治疗。夹角的大小应根据病灶的深度而定，病灶越深夹角越大，病灶越浅夹角越小。当肌肉、韧带及肌腱上存在结节样阳性反应物时，在操作中应采用与移行方向成直角的力进行治疗。按动疗法操作角度的选择是十分精准的，否则作用点就会发生偏差。

4. 力量

力量是指在施术过程中力量的强弱。强度大小根据患者年龄、体质、病情及具体施术部位和手法而定。一般来说，对于年老体弱的患者可采取轻而柔和的手法，对于年轻体壮的患者可采用稍重的手法。根据八纲辨证，虚证应用轻柔和缓的手法，实证手法应深透有力。另外还应当注意，用力时要缓慢加力，切忌暴力、蛮力。

按动疗法是医患配合的疗法，讲求和缓深透、舒适自然，以患者耐受为度，尽量避免过强的刺激。很多手法是医患协同、形成合力的，这时医者的手法强度就应考虑按动配合下的叠加效应，避免损伤和不必要的痛苦。总体而言，按动疗法是以"和"为主，因而在手法强度上也要求平和中正，中病即止。

另外，在运用脊柱关节整复法时更应当重视强度问题。若力量不足，不能扳动偏歪棘突，关节无法复位；若力量过大，可能损伤周围组织和骨关节。因此，在运用脊柱关节整复法时应特别注重医患随行、动中求稳，使用巧力配合爆发力，防止太过或不及，力量应运用自如、恰到好处。

5. 方向

按动疗法作为中医按摩的一个部分，十分讲求手法运用时的方向，不同方向上的手法操作可以产生补、泻、温、清、通、散等不同的治疗效果。这主要体现在以下几个方面。

（1）环转手法：手法中的环转操作多运用于关节如肩、髋、肘、膝等的摇动，应根据关节生理及具体病理状态酌情确定旋转方向。如肩关节的摇动，根据该关节囊前松后紧的生理特点，多先行自后向前的摇动，而后再行反向摇动，即左肩先逆时针环旋，再顺时针环旋，右肩则相反。再如盘髋法，自外而内，即外展外旋再内收内旋的环转，具有调整"长腿"的作用，而反向环绕运动则适用于"短腿"。

在内科、妇科的治疗中，腹部的摩法、旋推法更须注重手法的顺逆。一般而言，顺时针摩、推、揉具有补益的作用，而逆时针则具有清泻的作用。虽然各流派按摩对于腹部按摩的顺逆有着不同的理解和表述，但基于内科、妇科按摩和解的特性，按动疗法认为顺时针按摩最为合理与适用，逆时针操作可以作为补充和转承。

（2）线状手法：在诸如直推、直摩、捏脊、连续按压等循经络或肌肉走行进行操作的手法中，手法的方向性也十分重要。一般而言，"顺经为补，逆经为泻"。治疗中需要产生温、补、通、和效应时，应循经脉走行方向施用手法，而需要泻、清、降、平效应时，多采用逆经操作的方法。如捏脊法自下而上具有通督健脾的作用，而自上而下的捏脊或点推则具清肝敛阳、降气安脑的作用。在脊柱调整时方向一定要正确。在椎体向右旋转、棘突向左的情况下，脊柱定位按动治疗时应用一手拇指抵住偏歪棘突的左侧并嘱患者先向右转动身体再向左转动身体，当身体向左旋转的同时拇指向右用力推按棘突。在此操作的过程中，身体先后旋转的方向以及拇指顶推的方向是不能随意改变的，否则，不但无法调整旋转的椎体，而且还会加大旋转角度。

（3）点状手法：在以取穴为主的点、按、揉手法中，方向性也具临床意义。在穴位按揉中，按动疗法传承传统的按摩理念，认为"顺为补，逆为泻"。尤其是在内科、妇科疾病的治疗中，在穴性和主治基础上应随证操作，灵活掌握。

手法的方向性是体现按摩治疗补泻，实现温、通、补、泻、汗、和、散、清八大效应的基本功效之一，文献表述多样，临床经验丰富。在此基础上，按动疗法形成了具有自身特点的手法方向要领，即以和为中心，根据辨证结果，采用顺逆结合、相互转承的思路，力求以方向变化调整阴阳平衡，配合以患者的主被动肢体运动与呼吸，达成内外、表里兼顾的和解效应。如肢体按动中的先离复合，扳动手法中的对合归位，内科、妇科疾病治疗中的平补平泻和顺逆兼施，都是这一要领的体现。

6. 作用点

作用点是指在使用按动时手法之力所应达到的部位。医者若准确施术于作用点，可大大提高疗效。按动疗法在作用点的选取上同样要求精确到位。

按动疗法作用点的选择是以形体结构、经络循行为基础，结合病情而定。其方法主要有以痛为腧、循经取穴、肌筋行止、脉络分布、特穴特用等，体现了中医学辨证论治、整体观念的特色。按动疗法的作用点并不只是限于"点"，还包括了经络的线、面，形体的肌肉、关节、脉络、皮肤等等。

作用点是立体的、多层次的。同样一个痛点或穴点，在不同刺激方式、不同刺激层面、不同施术方向上都会产生不同的治疗效应，需要灵活掌握。如足三里穴，较浅层次的、处于肌层的点按有局部止痛解痉作用，而深层次的、经脉层的指针法，则产生和胃行气的作用。

作用点不同效应的发挥和选择是通过手法方向的角度变化配合不同的运动方式实现的。如血海穴，在揉腹手法后深层点按，可以调经和血，而在屈膝按动和肌层点按下，则起到松筋止痛、通利膝关节的作用。

综上所述，按动疗法内容广泛，手法多样，针对性强。其手法具有良好的技巧性和可操作性。正如《医宗金鉴·正骨心法要旨》所说："一旦临证，机触于外，巧生于内，手随心转，法从手出。"

　　按动疗法发展至今虽然已经在各科疾病的治疗中取得了很好的疗效，但在理论研究上仍存在一些不足之处。我相信，在各位专家同道的共同努力下，按动疗法的理论研究与临床应用会更加完善，为按动疗法的临床推广起到促进作用，为振兴祖国中医事业做出新的贡献。

四个误区，八多八少

一、四个误区

1. 不检查不诊断，直接趴下拿手按

现在，很多从事临床推拿的医生只有在初次见到患者时，询问一下患者的病情、病史，做几个专科检查，辅助着看一看影像学报告就开始给患者做治疗。对短时间内曾多次就诊的患者，基本上不再详细询问病情的变化，也不会进行更深一步的检查，只是例行公事地直接给患者进行治疗。这种"不检查不诊断，直接趴下拿手按"的现象，在目前的医疗推拿中很普遍，严重影响了推拿在百姓心目中的形象。

2. 不辨证不求因，哪疼揉哪不变迁

哪疼揉哪是现在常见的另一个误区。中医学认为，人体是一个对立统一的有机整体，五脏六腑、头面五官、四肢百骸借助经络系统紧密地联系在一起。正所谓"有诸内者必形诸外"。推拿作为传统中医治疗疾病的方法也不例外，在治疗中必须有整体观念，从系统的角度出发，灵活地应用经络理论和脏腑理论，切实从表里内外相结合的角度思考病因、病机、病证，联合局部、远端共同对疾病进行治疗，绝对不能简单地采取"头疼按头、脚疼按脚"的方法。

3. 看病情看疗效，时间弥久勿偷懒

能否治疗疾病，取决于推拿是否可以达到治疗该种疾病所需的刺激量，

并不是时间越长越好。推拿时间的长短取决于疾病的部位、损伤情况和患者的年龄及身体状况等等，不能简单盲目地认为推拿不偷懒，时间越长越好。当然，推拿时间也不是越短越好。一般而言，对于软组织损伤性疾病来说，治疗时间一般掌握在 15~20 分钟之间，具体情况也要因人而异。

4. 比功力比深透，力量越大越是专

力量大小如何决定，以患者耐受为宜。推拿治疗过程中的力量不宜过大。力量过大，第一容易伤及患者皮肉和筋骨，增加患者的痛苦；第二容易提高患者耐受力，从而使患者很难接受到治疗疾病所需的正常刺激量；第三加重医生自身肌肉韧带的损伤程度。因此，医生在推拿治疗中使用的力量，只要能使者产生酸胀麻窜的感觉即可。正如《医宗金鉴·正骨心法要旨》上所说，"法之所施，使患者不知其苦，方称为手法也"。

二、八多八少

1. 放松多，治病少

在临床治疗中治疗时间既定的情况下，如果放松的时间过多，那么治疗疾病的时间必然会减少。治疗型的推拿和保健型的推拿最主要的区别就是，一个以治病为目的，一个以放松为目的。作为专业的推拿医生，在临床治疗中要以治疗型手法为主，如点法、理法、拨法、按动法等。我主张在治疗过程中放松的时间不宜过长。

2. 常规手法多，对症手法少

临床治疗中手法的常规化、程序化的问题比较严重，不注重疾病治疗的差异性、个体化，只是简单地按照疾病进行分类。比如对颈椎病患者进行治疗时，手法如出一辙，千篇一律，对于疾病的具体症状或阳性体征的针对性手法较少。常规手法是医疗推拿人员在初级阶段应该熟悉、掌握的基础手法，对于从事临床推拿治疗多年的医生，要善于知常达变，治疗时

不仅要掌握基础治疗的手法套路，更应该体现差异性、个体化，针对具体的病症有足够的重视与关注。不要总走"拿揉点按动手扳，下个又是来一遍"的程序，要做到有其症，必有其法。

3. 手法多，取穴少

"经脉所过，主治所及"。推拿是中医的治疗方法，经络、穴位在中医推拿中有着得天独厚的优势，只有在临床中手法和穴位相结合应用，才能体现出中医推拿的特色与疗效。现在推拿临床中存在着只注重手法而忽略经络穴位的现象，不能很好地展现中医推拿的独特魅力。我在临床实践中发现了很多应用穴位治疗疾病的实例，如：合谷治疗前额头痛，后溪、阳谷治疗后枕部头痛，太冲治疗巅顶头痛，委中治疗腰部中间痛，阳陵泉治疗腰部两侧痛。配合选用穴位治疗，其效果远比单纯地应用手法治疗好得多。

4. 局部取穴多，远端取穴少

人是一个有机的整体。《灵枢·终始》中记载，"病在上者下取之，病在下者高取之"；《素问·阴阳应象大论》中记载，"从阴引阳，从阳引阴，以右治左，以左治右"。在临床治疗取穴时，要从整体观念出发，不应忽略远端取穴。不仅可以局部取穴，也可以远端取穴；既可以取病变部位周围的穴位，也可以取本经远端的穴位，同时也应考虑表里经或同名经上的穴位。例如：腰痛可以取肾俞、大肠俞、命门，也可以取委中、承山，还可以取中脘、后溪。

5. 理筋多，正骨少

在临床治疗中有很多医生把损伤问题直接归咎于软组织的劳损，而很少注意到骨关节的紊乱，因而治疗方案中松解软组织的手法较多，调整骨关节的手法比较少。临床上的劳损性疾病，多发生于脊柱、四肢关节，所以很多疾病发病时多伴有关节的位置改变。治疗中遇到这种病症时，只是松解关节周围的软组织并不能起到治本的作用，必须纠正关节的错位，才能起到立竿见影、手到病除的效果。"正筋先正骨，骨正筋自舒"说的就是这个道理。

6. 松筋多，正筋少

在临床上有的医生只注重松筋，而忽略正筋。经典有云："筋出槽，骨错缝。"中医正骨学认为，骨伤科的疼痛大多由于筋或骨偏离了正常的位置，所以，为了治疗疾病、缓解疼痛，只有恢复骨关节及经筋的正常位置，才能达到临床治愈的目的。筋歪、筋斜、筋伤、筋错位都是筋出槽的常见表现。正筋，就是要在治疗中把出槽的筋调整到正常的位置。如肱二头肌肌腱损伤后，偏离了结节间沟，单纯应用松筋很难取得良效，只有用正筋按动法恢复其正常的生理位置，才能取得较好的治疗效果。

7. 散扳多，定位少

医生在治疗时诊断不准确，不知道患者的腰痛到底是腰椎哪一节段的问题，心里没弄清楚就带着试试看的态度进行扳动治疗了。事实上这种扳动是很危险的。盲目的扳动有可能导致偏歪的椎体没有得到调整，不该调整的椎体却偏离了正常位置。原来的病没有治好，反而又增加了新的问题，给患者带来新的痛苦。扳法的操作要遵循定位准、用力稳的原则，这样才能起到事半功倍的作用。扳动法要点：

临症首当细诊断，定位准确是关键；

体位姿势要得当，手形角度作用点；

发力平稳求安全，椎体移动疗效显；

法从手出随心转，运用自如要熟练；

勤学苦练靠悟性，掌握技巧并不难；

学好本领于临床，康复患者千千万。

8. 单一多，复合少

在临床上推拿医生给患者治疗时，大多采用单一的手法，例如：按法、揉法、拿法、推法、拨法等，很少采用像拿揉法、按动法这样的复合手法，特别是按动手法。按动手法在临床上的应用既可以起到很好的治疗作用，又可以丰富临床上的治疗手段，改善放松手法多、治疗手法少的局面。

中医按摩是一种操作方便、可接受性强、疗效明显、无毒副作用的绿色治疗方法。从事医疗按摩的人员应该具有"思路宽，方法多，对症准，疗效好"的理念。在手法操作上，应该如《医宗金鉴·正骨心法要旨》所说，"一旦临证，机触于外，巧生于内，手随心转，法从手出"。希望上述"四个误区"与"八多八少"能够引起广大同仁的重视，重新审视我们的医疗按摩工作，使中医按摩事业的发展更上一层楼。

图书在版编目（CIP）数据

实用推拿治病百问 / 王友仁编著 . —— 北京：华夏出版社，2020.1
ISBN 978-7-5080-9774-9

Ⅰ.①实… Ⅱ.①王… Ⅲ.①推拿 – 问题解答 Ⅳ.① R244.1-44

中国版本图书馆 CIP 数据核字 (2019) 第 114286 号

实用推拿治病百问

编　　著	王友仁
责任编辑	裴挹红　卫清静

出版发行	华夏出版社
经　　销	新华书店
印　　刷	北京尚唐印刷包装有限公司
装　　订	三河市少明印务有限公司
版　　次	2020 年 1 月北京第 1 版 2020 年 1 月北京第 1 次印刷
开　　本	787mm×1092mm　1/16
印　　张	17
字　　数	200 千字
定　　价	78.00 元

华夏出版社　　　地址：北京市东直门外香河园北里 4 号　　邮编：100028
　　　　　　　　　网址：www.hxph.com.cn　　　电话：（010）64618981
若发现本版图书有印装质量问题，请与我社营销中心联系调换。